前 言

2023年是全面贯彻落实党的二十大精神的开局之年，也是实施“十四五”规划承上启下的关键一年。浦东新区卫生健康委员会坚持以习近平新时代中国特色社会主义思想为指导，全面贯彻落实党的二十大精神，紧密结合打造社会主义现代化建设引领区重点任务，聚焦卫生健康事业高质量发展目标，落实综改工作任务要求，不断满足人民群众日益增长的健康期盼，持续推动健康浦东建设，为中国式现代化筑牢健康之基。

一、坚持引领区建设，全力落实重大战略改革规划

浦东新区卫生健康委员会积极贯彻《中共中央 国务院关于支持浦东新区高水平改革开放打造社会主义现代化建设引领区的意见》，扎实推进引领区建设重点任务，多项卫生牵头建设任务均已完成。持续推动优质医疗资源扩容布局，着力推进国家医学中心、社区卫生服务中心达标建设等项目，加快打造医疗卫生服务集聚高地。建立医研、医校、医企、医工“四医联动”机制推进医产融合，助力生物医药产业发展。大力提升中医药服务能力，进一步推动中医药传承创新发展。

二、坚持高质量发展，持续提高区域医疗服务能级

浦东新区卫生健康委员会制定《关于推进浦东新区公立医院高质量发展的实施方案》，以高水平医院建设为目标，东方医院、第七人民医院、浦东医院入选上海市公立医院高质量发展首批试点单位，积极打造浦东样板。区属公立医院医学学科发展成效日益凸显，医疗技

术水平显著提升，多项区属医院优势学科核心和关键临床诊疗技术业务量，病例组合指数达到上海市同级同类医院前列。同时，积极推广“全院一张床”到“医联体一张床”，切实满足患者“就医有床住”需求。

三、坚持同质化共享，全面提升社区卫生服务能力

浦东新区卫生健康委员会以全面提升社区卫生服务能力为重点，制定“1+9”配套文件，积极打造家门口“好医院”。持续提高社区基本医疗服务水平，在全科基础上，积极开展专科医疗服务，打造“一院一品”特色服务。推动社区成为中医药发展主阵地。加快社区卫生设施标准化建设，形成一街镇一方案。社区卫生服务中心均配置CT、移动DR、肺功能检测仪、心超“四件套”检查设备，通过区域诊断中心为社区提供上级医院同质化诊断服务。推动优质医疗资源精准下沉，上级医院专家通过开设社区专家工作室、开展联合病房建设，不断强化社区特色服务，积极推动社区卫生服务中心创建大学附属机构，加强社区创建大学（附属）社区建设。

四、坚持数智化创新，加快推动卫生健康数字化转型

浦东新区卫生健康委员会以便捷就医数字化转型为契机，数智赋能提升市民就医体验。浦东新区64家医疗机构完成精准预约科室覆盖率100%。实现检验检查信息互联互通，互认率稳居上海市前列。智慧急救推动“上车即入院”，实现院前院内有效衔接。村卫生室实现“互联网咨询及预约转诊”全覆盖。整合拓展“便捷就医服务”数字化转型成果，推动数字化转型3.0建设。加快推进新场、大团智慧社区医院建设，以及公立医院管理辅助决策平台、社区卫生综合管理平

台、多点触发传染病综合监测预警响应平台等数智化应用系统构建。

五、坚持全方位保障，推动卫生健康行业治理现代化

浦东新区卫生健康委员会加强党的全面领导，落实全面从严治党主体责任。采用选育管用相结合方式，持续锻造高素质卫生人才队伍，制定卫生版的“1+1+N”系列配套文件，推动人才梯队建设。以保障公共卫生安全为首位，加强公共卫生体系建设，持续开展公共卫生预备役队伍培训和演练，提升应急处置能力，建成覆盖浦东新区的传染病监测预警网络、传染病病原检测网络和传染病临床救治网络。加强医疗卫生行业综合监管，深化“放管服”改革，巩固“证照分离”改革成果，坚持“一网通办”服务理念，实现线上线下深度融合，提升企业和市民办事满意度。

《2023浦东新区卫生发展报告》客观、系统描绘了2023年浦东新区卫生健康事业发展各项重点工作、推进成果、创新举措、政策规划，为各界读者分享实践经验。

2024年是全面落实“十四五”规划的攻坚之年，浦东新区卫生健康委员会将继续坚持以习近平新时代中国特色社会主义思想为指导，紧紧围绕浦东新区社会主义现代化建设引领区的重大战略目标，坚持卫生健康事业高质量发展“一张蓝图绘到底”，不断开创卫生健康事业高质量发展的新局面。

编　者

2024年5月

目 录

图表目录

附图目录

第一篇

协 调 发 展

一、浦东新区经济社会发展总体概括

（一）经济发展与人口健康指标

1.地区生产总值

2023年，浦东新区地区生产总值16 715.15亿元，占上海市的35.4%，比上年同期增长4.4%；上海市地区生产总值47 218.66亿元，比上年同期增长5.7%。2017年以来，浦东新区地区生产总值年均增长9.9%。2017~2023年浦东新区与上海市的地区生产总值如图1-1所示。

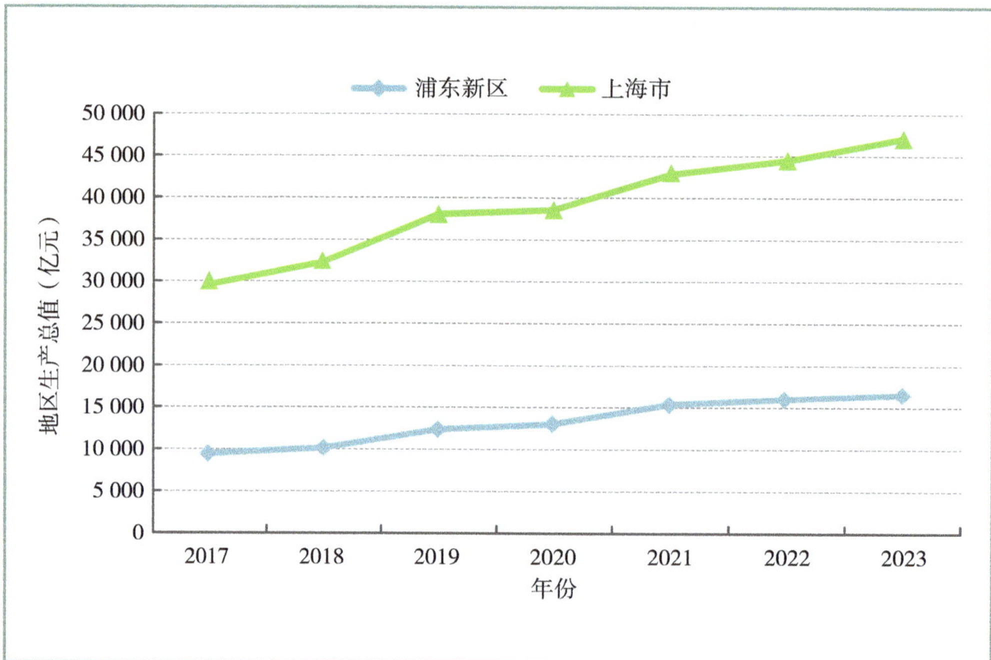

图1-1　2017~2023年浦东新区与上海市地区生产总值

2.一般公共预算收支

2023年，浦东新区一般公共预算收入1 300.81亿元，比上年增长9.1%，上海市一般公共预算收入8 312.50亿元，比上年增长9.3%；浦东新区一般公共预算支出1 583.64亿元，比上年降低7.2%，占上海市的16.4%。2017~2023年浦东新区地方预算收支情况详见图1-2。

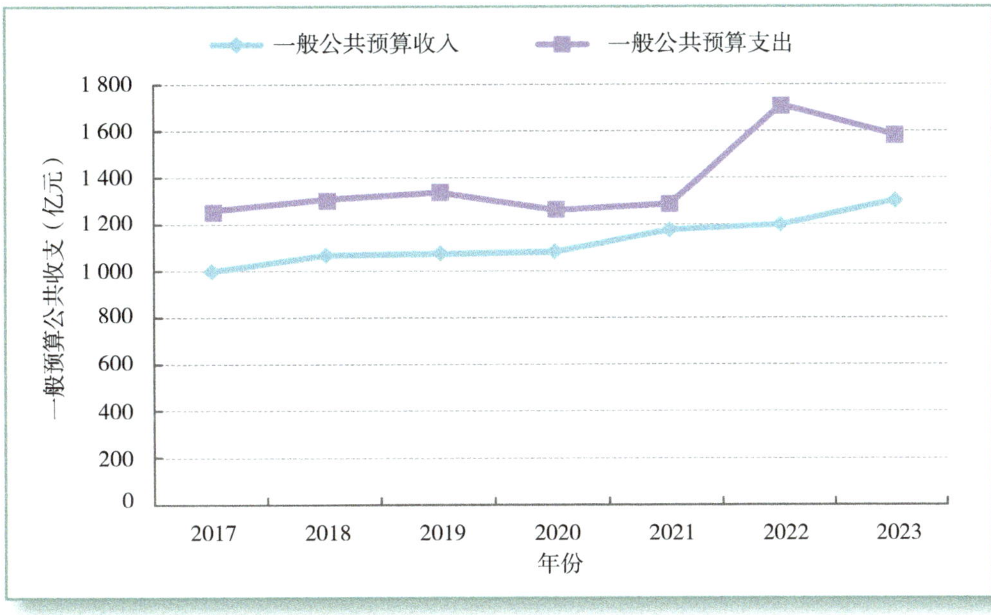

图 1-2　2017~2023 年浦东新区地方一般公共预算收支情况

3.人口发展情况

2023年末，浦东新区常住人口581.11万人，占上海市常住人口比例为23.4%，人口同比增长0.5%；浦东新区户籍人口333.66万人，占上海市户籍人口比例为22.5%，同比降低2.3%。2017~2023年，浦东新区常住人口年均增长0.8%。2017~2023年浦东新区人口具体情况如图1-3所示。

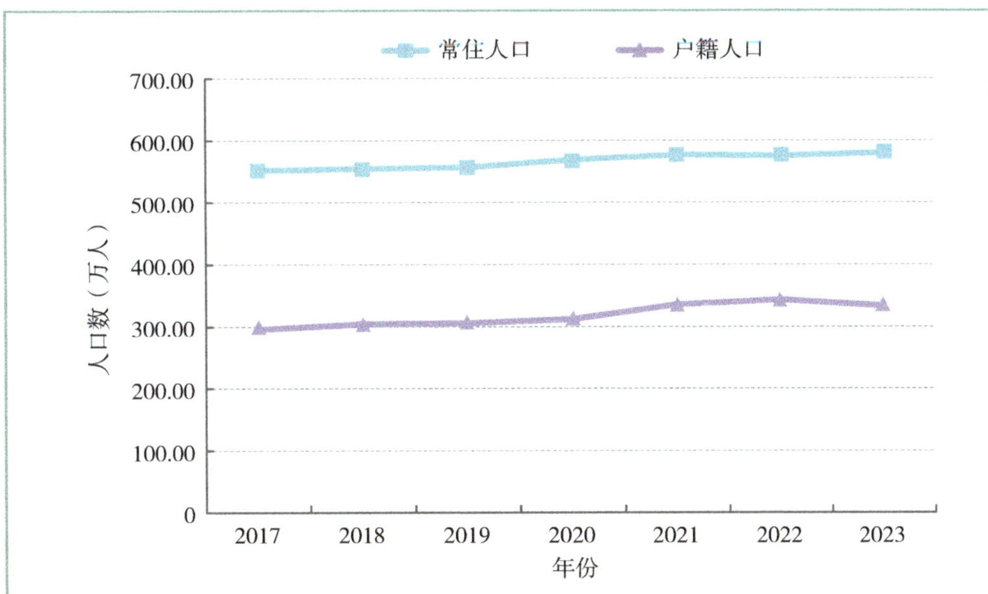

图 1-3　2017~2023 年浦东新区人口数

4. 孕产妇死亡率

2023年，浦东新区常住人口孕产妇死亡率为3.77/10万，户籍人口孕产妇死亡率为0。上海地区孕产妇死亡率2.89/10万。2017~2023浦东新区及上海地区孕产妇死亡率详见图1-4。

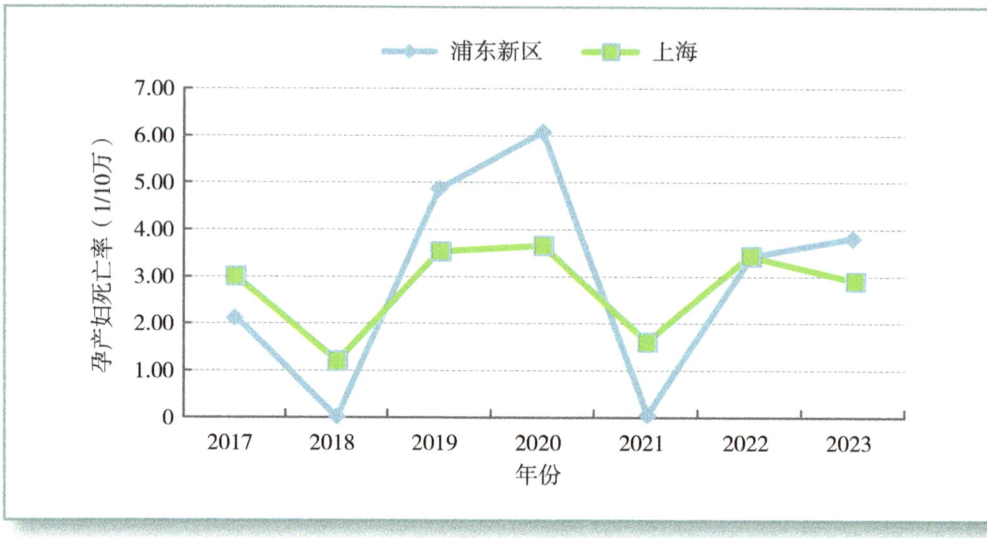

注：各年度数据均按常住人口统计。

图1-4 2017~2023年浦东新区及上海地区孕产妇死亡率

5. 新生儿/婴儿/5岁以下儿童死亡率

2023年，浦东地区新生儿死亡率0.91‰，婴儿死亡率常住人口为1.05‰，户籍人口为1.21‰，5岁以下儿童死亡率2.62‰。上海地区婴儿死亡率2.14‰。

（二）以高水平改革开放助推引领区高质量发展

《中共中央 国务院关于支持浦东新区高水平改革开放打造社会主义现代化建设引领区的意见》赋予浦东新区更高水平改革开放开路先锋的重任。2023年浦东发挥引领区、自贸区和综改三大国家战略叠加效应，深入推进首创性改革、引领性开放、开拓性创新，在浦东新区这片沃土上创新硕果累累，复宏汉霖自主研发的创新生物药斯鲁利单抗注射液新适应证上市申请获得国家药品监督管理局批准；浦东多个创新药（新适应证）如氢溴酸氘瑞米德韦片、阿得贝利单抗注射液、谷美替尼片等获得国家药品监督管理局批准；浦东多家本土企业、跨国药企的多款创新药被纳入新版国家医保药品目录……浦东新区医产融合促生物医药产业高质量发展模式，正实现着全链条加速迈向世界级科创高地，浦东新区为推动更深层次改革、更高水平开放擘画着新的蓝图。

二、浦东新区卫生健康服务

（一）公共卫生服务

1.疾病防控

（1）传染病监测

2023年浦东新区无甲类传染病报告，乙类传染病13种35 624例。甲乙类传染病发病率为616.92/10万，较2022年同比上升70.44%；去除新型冠状病毒感染后，报告病例数4 267例，发病率73.80/10万，较2022年同比上升45.13%。发病前五位依次为新型冠状病毒感染、梅毒、肺结核、淋病、肝炎。丙类传染病报告5种26 494例，发病率458.22/10万，较2022年同比上升443.49%。发病前三位依次为流行性感冒、手足口病和其他感染性腹泻病。

（2）重点疾病防治

结核病：2023年浦东新区登记肺结核病例1 307例，比2022年上升23.42%。疑似/确诊肺结核病例总体到位率（2 266/2 327，97.38%），普通肺结核病例治疗成功率（959/1 010，94.9%），结核病、艾滋病双重感染筛查率（1 020/1 307，78.0%）全部达标；糖尿病患者、结核病家庭接触者、老年人等重点人群中筛查结核病140万余人次，确诊结核病5例；规范处置59起学校结核病疫情涉及病例60例，共筛查密切接触者1 751人，发现结核分枝杆菌潜伏感染者94例，肺结核病例1例，聚集性学校结核病疫情1起，无结核病突发公共卫生事件发生。

艾滋病：2023年对失足妇女、吸毒人员、男男同性恋者（MSM）、流动人口等开展健康体检、联合非政府组织和网络媒体等多种形式开展高危干预，干预39万余人次。2023年浦东新区开展国家级、市级艾滋病哨点监测工作，共监测2 427人，其中失足妇女823人，性病门诊男性就诊者800人，吸毒人群400人，流动人口404人，各类人群艾滋病核心知识知晓率均达90%以上。2023年浦东新区开展“爱之浦东”防艾宣传干预专项，针对老年人、企业工人、青年学生等人群累计开展讲座126场，受益17 350人次。

病毒性肝炎：报告病毒性肝炎322例，较2022年同期增加38.20%。其中甲肝73例，较去年同期增加114.71%；乙肝32例，较去年同期增加23.08%；丙肝1例，较去年同期降低66.67%；丁肝0例，较去年同期下降100%；戊肝216例，较去年同期上升31.71%。2023年浦东新区11家病毒性肝炎示范试点社区累计签约患者及家属964人次，开展484人次关怀体检活动；开展国家级丙肝哨点监测工作，针对老年人群监测2 089人次，其中HIV抗体阳性率0.095%（2/2 089）；HCV抗体阳性率0.14%（3/2 089）；HBsAg阳性率4.21%（88/2 089）；梅毒抗体阳性率2.01%（42/2 089）。对吸毒人群重点开展丙肝抗体筛查，针对丙肝抗体阳性对象开展丙肝核酸检测172例，丙肝分型59例，并对阳性病例转介至丙肝定点医院。2023年报告丙肝390例，核酸检测率为98.72%。2023年无病毒性肝炎聚集性事件发生。

免疫规划管理：2023年接种免疫规划疫苗65.2万剂次，较2022年上升0.46%，浦东新区儿童“五苗”接种率达到99.71%；接种非免疫规划疫苗160.1万剂次，较2022年上升26.3%。补充免疫接种脊灰疫苗19 570剂次，接种率99.51%，麻疹疫苗接种32 801剂次，接种率98.93%。开展预防接种后不良事件监测，报告发生率217.88/10万剂次。2023年浦东新区进一步完善预防接种门诊信息化建设，完成儿童微信预约87.46万人次，成功签到81.70万人次，签到率93.42%。2023年浦东新区按照市级60岁以上老年人免费接种肺炎疫苗重大公共卫生服务项目要求，完成60岁以上老年人新增摸底65 303人，社区老年人肺炎疫苗排摸率100.02%，完成60岁以上老年人肺炎疫苗接种14 894人。

青少年眼健康工作：全面扩大青少年儿童屈光发育档案建立与管理服务覆盖率，浦东新区共为儿童青少年开展屈光筛查46.78万人次，建档覆盖率已达100%，在10所国家级儿童青少年近视率调查点学校（3所幼儿园、2所小学、2所初中、2所高中和1所职高）和市级屈光发育建档监测点学校（2所初中）开展近视现场调查工作，共计调查儿童青少年8 167人，近视率为58.22%。稳步推进儿童青少年适宜技术试点区和中医适宜技术防控儿童青少年试点区建设工作，在浦东新区52所项目学校推广中医适宜技术防控近视工作，共为9 428名符合干预条件的学生开展耳穴贴压112 490人次。探索开展儿童青少年近视中西医适宜技术集成干预模式创建与示范应用。

学生口腔普查普治：2023年浦东新区实施涂氟、口腔普查普治等干预措施的机构数达到478所，儿童口腔健康检查和干预的幼儿园及学校覆盖率达74.69%，超过60%的指标要求。口腔疾病干预的儿童覆盖率达到58.59%，干预学生数126 471人，其中儿童涂氟人数107 594人、龋齿充填10 858人（充填牙数22 080颗）、窝沟封闭8 019人（窝沟封闭20 680颗）。8~9岁儿童恒牙充填率达到67.55%。适龄儿童窝沟封闭覆盖率37.73%，高危儿童窝沟封闭牙齿均数2.58颗。

眼防工作：累计完成60岁及以上老年人视力建档57.80万人，总建档率为81.12%，其中65岁以及上老人建档率91.13%。规范管理老人3.95万人，规范管理率为99.50%；新发现盲人204例，盲人建卡覆盖率100%。做好白内障病人术后随访工作，浦东新区内二、三级医院累计进行白内障手术8 789例，社区眼防条线人员将随访信息及时录入上海市眼防信息系统，随访及时率99.07%。开展学龄前及学龄儿童视力，完成中小学生视力筛查38.39万人，视力不良率60.53%；浦东新区累计建立儿童屈光发育档案46.78万份。

（3）慢性病综合防控

高血压防治：管理高血压患者69.87万人，管理率39.50%，规范管理率76.38%，自动化上传血压控制率57.75%。35岁以上门诊病人首诊测压率91.11%。40岁以上人群中，各类脑卒中发病例数均呈持续上升趋势，脑梗死（包括非腔隙性脑梗死和腔隙性脑梗死）发作所占比例最高。开展高血压易患人群管理和高血压患者自我管理工作，新管理高血压易患人群15 400人，参与自我管理活动12.03万人次。

糖尿病防治：管理糖尿病患者19.59万人，管理率28.23%，规范管理率73.49%，自动化上传血糖控制率44.33%。开展糖尿病前期患者年诊断试验，年诊断试验开展率22.74%，年内转为糖尿病患者80人。开展糖尿病高危人群筛查587 864人，其中糖尿病筛查自动上传11 000人，共发现糖尿病患者1 393人。

肿瘤防治及伤害管理：报告新发肿瘤2.52万例，随访9.71万人次。发病前五位为肺癌、甲状腺癌、结直肠癌、胃癌、乳腺癌。全年报告伤害病例4.68万人次，发生原因居前为跌倒坠落、锐器伤、钝器伤。

社区居民大肠癌筛查：计划完成102 300例初筛，实际完成118 476例初筛，任务完成率115.81%，初筛阳性19 899例，阳性检出率为16.80%，完成肠镜检查3 891例，肠镜检查率为19.55%，发现癌前期病变287例、大肠癌43例，大肠癌检出率36.29/10万。

健康干预项目：2023年共开展全区性的大型健康教育宣传活动12场次；在学校、社区、街镇、企业、医院等重点场所或通过线上直播平台针对重点人群开展区级健康大讲堂30场，5 216人次直接受益。开发制作特色健康教育传播材料，累计制作完成各类FLASH宣传视频38种，下发各类健康教育资料约30万份（册）。医教结合，为浦东新区约20万名中小学生送上健康礼物。以“职掌健康，乐享生活”为主题，有序推进职业场所健康促进与健康管理工作，结合工作重点与人群特点在大型企业和重点场所开展各类健康教育活动。将艺术文化与中医国粹、健康知识相融合，打造“健康+文化”传播新形式；通过线上平台进行健康激励，探索“互联网+健康”行为干预模式，开发特色公众号和小程序，集健康传播、健康管理和健康档案为一体。在浦东新区开展居民健康素养监测，

2023年浦东新区常住居民具备健康素养的比例为38.92%，居民中医药健康文化素养水平为35.39%。开展控烟场所监测，在浦东新区14类法定禁烟场所进行现场环境监测及场所人员监测，共计调查场所240家，场所人员4 565人，场所内禁烟标志设置比例99.2%，吸烟区/室的设置比例为1.2%。目前浦东新区有健康促进志愿者3 477名，其中骨干志愿者971名，志愿者注册完成率100%。

（4）居民主要死因构成

2023年浦东新区户籍居民全人群前五位死亡原因依次是循环系统疾病、肿瘤、内分泌营养和代谢疾病、呼吸系统疾病、损伤和中毒，前五位死亡原因总计占全死因的91.23%。男性前五位死亡原因依次是循环系统疾病、肿瘤、呼吸系统疾病、内分泌营养和代谢疾病、损伤和中毒，前五位死亡原因占其全死因的91.77%。女性前五位死亡原因依次是循环系统疾病、肿瘤、内分泌营养和代谢疾病、呼吸系统疾病、损伤和中毒，前五位死亡原因占其全死因的90.55%。

2.妇幼卫生

（1）保健服务

妇女病普查10.20万人，患病人数42 582人，患病率41.73%，其中发现宫颈癌16例，乳腺癌57例，卵巢癌3例，子宫内膜癌4例，宫颈上皮内瘤变182例；治疗人数42 582人，治疗率100%，其中恶性肿瘤及癌前期病变患者100%落实随访和治疗。详见图1-5。

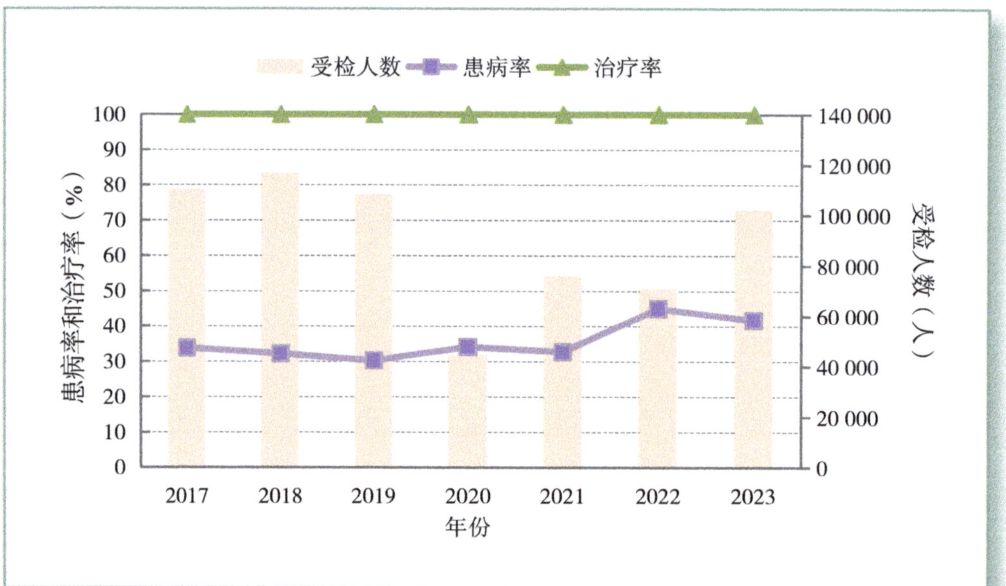

图1-5 2017~2023年浦东新区妇女普查人数、患病率和治疗率

孕产妇检测艾滋病、梅毒和乙肝28 024人，梅毒感染孕产妇治疗率100%，所生儿童预防性治疗率94.23%；乙肝感染孕产妇所生儿童首剂乙肝疫苗及时接种率98.56%，乙肝免疫球蛋白及时注射率99.56%。

建立孕产妇保健手册33 810人，产后访视25 256人，开展孕妇学校853次，宣教32 154人次。完成0~6岁儿童系统管理243 853人次，初诊建卡15 636人，智力测试26 977人次，听力测试158 744人次。筛查新生儿疾病28 527人，确诊新生儿先天性疾病107例（其中先天性甲状腺功能低下27例，苯丙酮尿症1例，葡萄糖六磷酸脱氢酶缺乏症76例，肾上腺皮质增生3例），听力异常29例。

（2）危重孕产妇和新生儿抢救

成功抢救危重孕产妇94人，抢救成功率98.95%。转运危重新生儿1 166例，抢救成功1 144例，抢救成功率98.11%。详见图1–6。

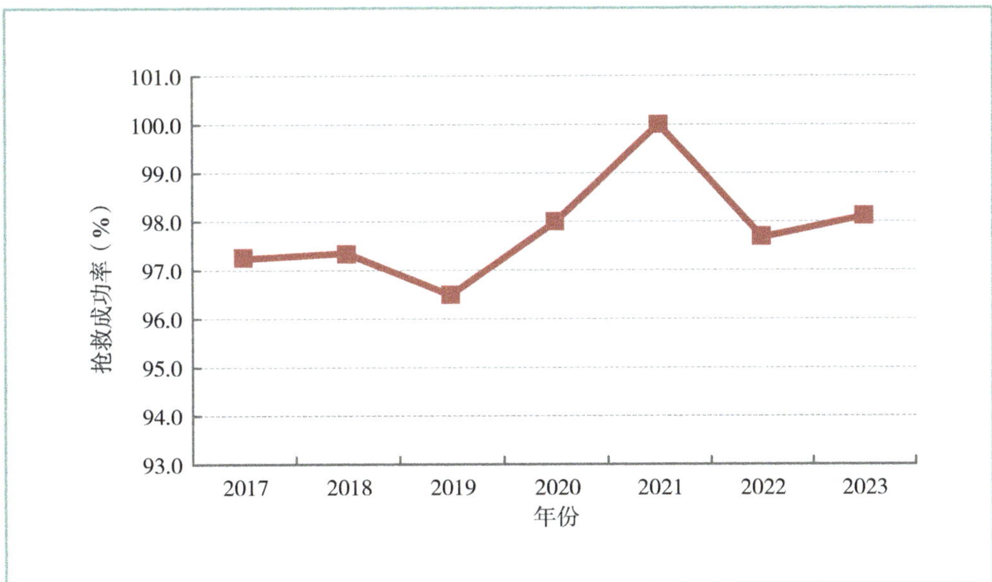

图1–6　2017~2023年浦东新区危重新生儿抢救成功率

3.健康城区建设

（1）全力推进“全国健康区”创建工作

根据上海市统一部署，2023年正式启动“全国健康区”创建工作。先后召开工作动员大会和委办局联络员会议，通过多次专题推进会和现场督导，力促各项创建工作达标落实到位。接受健康区市级技术评估，获得一致肯定和好评。

（2）稳步推进健康促进医院建设

明确提出浦东新区各级各类医疗卫生机构全面建成健康促进医院的目标，新申报创建单位25家，其中二、三级医疗卫生机构8家，社区卫生服务中心17家。针对已建成的11家市级健康促进医院，先后召开年度复审区级评审会，开展现场督导和区级评估复核。2023年10月接受市级现场考核，反响良好。

（3）有序推进健康细胞建设工作

启动上海市卫生健康街镇建设工作，花木街道和三林镇申报创建工作稳步推进。浦东新区新申报航头镇丰桥村、川沙新镇界龙村、新场镇王桥村、惠南镇远东村、高桥镇陆凌村及高行镇海韵居委6个健康村居，以及新场实验小学和东久企业发展（上海）有限公司2家健康促进场所，通过专题培训、现场调研等形式推动新创工作达标到位，并已顺利通过市级验收并获命名。

（4）深化健康自我管理小组成效

2023年新创健康自管小组171个，浦东新区累计小组数达1 529个；同时在张江镇、高桥镇试点开展脑健康自管小组工作。通过线上方式开设6期“健康自我管理训练营”，主题涵盖“合理膳食”“健康口腔”等，累计观看5 082人次；推出居家健康行为习惯打卡活动，累计打卡2 677人次。开展3期线下健康自管小组风采展示活动，共有176场活动参与展示；举办2次健康生活方式知识竞赛，共计2 646人参与。

（5）全力做好公共场所控烟工作

围绕世界无烟日、全民健康生活方式宣传月等主题，持续开展控烟宣传活动，共计发放宣传品2万份。组织各街镇控烟志愿者继续开展日常控烟巡查，对餐饮、地铁站出入口等控烟重点场所加大巡查力度。委托区市民巡访团对党政机关单位和医疗卫生机构每季度进行一次控烟巡查，并通报结果。依托相关控烟执法部门开展控烟监督执法，全年处罚单位案例47件，个人案例24件，处罚金额共计14.83万元。实现浦东新区无烟医疗卫生机构和无烟学校全覆盖。同时在辖区内4家单位完成15个上海市示范性室外吸烟点建设。

4.爱国卫生

（1）高质量巩固国家卫生区成果

召开国家卫生区复评审、全国健康区创建工作动员会暨2023年区爱卫会全会，高位推进国家卫生区巩固工作；年内通过培训会、专题推进会、现场调研等多形式、多频次、分级分类落实工作要求，抓好部署推进。组织动员浦东新区5万余名城乡居民参与国家卫生区复审满意度测评，实现参与率和满意率双达标，满意率达95.6%。会同相关职能部门和街镇对照《国家卫生城市和国家卫生县标准》和《国家卫生城市和国家卫生县数据评价指标》完成自查评估和数据提交。指导街镇完成市级反馈问题整改，并开展对建成区12个街道、14类重点场所全覆盖暗访检查和医疗机构专题检查，推进卫生管理再提升。全面抓好复审迎检工作，成立1+8个现场考评工作小组，细化迎检组织架构；对标完善台账资料，开展点位线路模拟演练，做好充分迎检准备。

（2）全力推进国家卫生镇创建巩固

2023年浦东新区共有8个镇纳入国家卫生镇市级复审、6个镇申请国家卫生镇新创。年初组织浦东新区所有镇完成国家卫生镇新标准培训，落实全年各阶段目标任务；指导各镇制订完善实施方案，召开动员大会，完成线上评估相关资料和数据申报；组织开展全覆盖暗访督查，针对问题发出整改通知，推进各镇现场评价点位对标达标；将国家卫生镇创评与乡村振兴重点任务相结合，并纳入政府绩效考核指标，探索建立创评奖惩新制度。针对6个新创镇和8个复审镇，在开展资料申报专题培训的基础上，指导完成“四个一”资料上报；同时加强督查推进，全面落实市级暗访反馈问题整改，并开展全覆盖“回头看”督查，指导各镇条块结合，加强长效管理。

（3）扎实开展群众性爱国卫生运动

2023年先后组织开展第35个爱国卫生月活动、以“养成卫生好习惯，共享健康好生活”为主题的春季爱国卫生系列活动、以“健康生活，全民行动”为主题的秋季爱国卫生运动等一系列季节性爱国卫生运动，广泛动员市民群众和社会各界积极参与健康促进、环境整治和病媒生物防制等活动，营造市民共同践行健康生活方式、养成良好卫生习惯的社会氛围。大力开展《上海市爱国卫生与健康促进条例》试行宣传活动，通过微信电子屏、微信公众号、健康教育宣传栏等基层宣传阵地广泛开展社会宣传，确保《条例》宣传覆盖面。

（4）不断强化媒介传染病防控工作

组织浦东新区各街镇集中开展早春蚊虫控制、夏季蚊蝇高峰压制、夏秋季防灭蚊专项行动和越冬成蚊杀灭工作。集中开展春秋季统一灭鼠活动，降低鼠类活动高峰期密度。全面完成春季螺情监测工作，对辖区内16个镇297个二类监测村的林地、湿地、郊野公园，以及未硬化沟渠、河岸等适宜钉螺滋生环境进行查螺工作。进一步完善区级应急保障队伍和街镇应急保障队员的配置，做好应急处置器械和药物储备。2023年，共处置流行性出血热1例、登革热本地病例1例、输入性病例16例。

（二）社区卫生服务

1.做实做优家庭医生签约服务

（1）稳步扩大家庭医生签约服务覆盖面

截至2023年底，浦东新区常住人口签约256.07万人，签约率45.04%。十类重点人群签约115.30万人，签约率84.01%。

（2）持续提升家庭医生签约服务内涵

一是引导资源下沉，提升签约居民服务感受。2023年度，上级专家共设立社区工作室297个（为社区居民提供诊疗服务69 063人次）。浦东新区签约社区就诊率为47.70%，组合内就诊率71.74%。

二是社区药品扩容，采取慢病处方、延伸处方等措施。社区药品种类，从721种扩容至1 170种。2023年度，提供延伸处方28.97万张，金额7 449.18万元；同时为稳定的慢病患者提供2~3个月的长处方服务，提升了“家门口”配药便利性。

三是持续优化功能社区建设。陆家嘴、上钢、洋泾社区卫生服务中心3家市级试点单位，根据功能社区单位特点，通过家医签约服务，开展相应医疗健康服务，提升功能社区目标人群的健康获得感。

四是做好健康管理工作。为签约居民提供健康评估报告，生成解读与反馈，完成率为51.10%。

（3）持续提升家庭医生服务满意度

通过第三方机构的满意度回访和测评，2023年，浦东新区家庭医生签约服务满意度99.49%，近5年来签约居民对家庭医生的满意度继续保持在95%以上，家庭医生签约服务受到浦东新区签约居民的广泛好评。

2.夯实提升农村卫生网底服务

（1）丰富基本医疗服务功能，优化基本药品供给

在村卫生室积极开展全科诊疗、公共卫生服务（包括慢性病管理、传染病防治、精神卫生管理、孕产妇管理、肿瘤防治等）、健康教育、输液等常规诊疗服务，大力推进中医适宜技术、康复服务延伸下沉，进一步丰富村卫生室基本医疗服务功能。目前浦东新区所有村卫生室确保每周连续开展两个半天以上（非同日）的全科巡诊服务，部分村卫生室已实现全科医师驻点服务。不断优化村卫生室的药品配备和供应，除中草药、特殊限制类药品外，基本实现与社区卫生服务中心的药品目录同质化。

(2) 加强村卫生室人才队伍建设，提升服务质量

根据《上海市乡村医生能力提升培训大纲（2022版）》，结合2022年浦东新区村卫生室质控考核中发现的问题，开展乡村医生服务能力提升培训。培训采用线上与线下相结合的方式，对浦东新区500余名乡村医生开展临床技能、病史和处方的规范书写、基本公共卫生服务技能、家庭医生签约等方面的培训，培训考核合格率100%。

(3) 引导优质医疗资源下沉，拓展智慧便民服务

发挥医联体互联网医院的牵头作用，充分利用各医联体互联网医院平台和信息化技术，持续做好村卫生室互联网远程咨询和预约转诊的全面推广和使用工作。目前浦东新区所有村卫生室均已开展远程咨询和预约转诊服务。2023年村卫生室开展互联网远程咨询服务共计6 548人次，预约转诊1 526人次。

3. 扩大家庭病床和安宁疗护服务供给

(1) 规范流程，加强质控，提升家庭病床服务质量

浦东新区家庭病床服务内容从上海市地方标准《家庭病床及上门服务项目》中的6个检查项目、44个治疗项目，增加至上海市《家庭病床服务规范》中的8大类64个项目，增加了适宜在家庭病床中开展的中医非药物疗法数十种，新增居家安宁疗护、居家护理等项目。积极拓展服务方式，依托互联网医院，探索智慧家庭病床建设，提高家庭病床服务效能。2023年新建家庭病床21 868张，其中为60岁以上老年人建床18 240张。

(2) 健全体系，完善机制，做实基层安宁疗护工作

一是学科引领，发挥区级安宁疗护中心功能。依托浦东新区老年医院设置区级安宁疗护中心，负责区内安宁疗护服务的技术指导、业务培训及质量控制，同时开展基线调查和需求分析。

二是全面推广，基本构建安宁疗护服务体系。浦东新区卫健委将安宁疗护服务纳入健康浦东行动，自2021年起在浦东新区范围内建设机构、社区与居家相结合的安宁疗护服务体系，全面实施和推广安宁疗护服务，已基本形成浦东新区安宁疗护中心（老年医院）为引领、综合医院和专科医院为支撑、社区卫生服务中心为基础、社会办医疗机构和养老机构内设医疗机构为补充的安宁疗护服务体系。

三是做实基层，全面开展安宁疗护服务。目前浦东新区所有社区卫生服务中心开展安宁疗护工作。2023年为疾病终末期患者提供安宁疗护服务1 963人

次，其中门诊安宁服务量为1 183人次，住院安宁疗护服务459人次，居家安宁疗护服务221人次。

四是落实保障，提高安宁疗护服务质量。组建安宁疗护专家库，建立浦东新区安宁疗护服务质控体系，完善安宁疗护培训、质控制度，修订浦东新区安宁疗护服务规范、工作规范和质控标准，开展每年不少于两次的下沉和督导管理。加强队伍建设，建立区级安宁疗护培训基地，开展针对不同类别服务人员的安宁疗护专项培训。加强技术引领，开展安宁疗护学术、技术研究。加强信息化建设，发挥信息化与互联网技术在安宁疗护服务、运行、管理与评价等环节的支撑作用，将安宁疗护服务融入居民健康账户与智慧健康平台。

4.配合做好长护险评估工作

浦东新区卫健委充分发挥社区卫生服务中心平台作用和专业优势，配合浦东新区人社和民政部门，切实做好长期护理保险评估认定、护理服务等环节工作。2023年浦东新区累计完成“长护险”评估57 910人，47家社区卫生服务中心医务人员累计参与评估3 238人次，完成“长护险”评估48 908人，占比84.46%。

（三）医疗服务

2017~2023年，浦东新区医疗服务量整体呈下降再上升的趋势，总诊疗人次、门急诊人次、手术人次数、门急诊服务等数据同比均有所上升。

1.医疗服务量

（1）总体情况

2023年浦东新区各医疗机构诊疗总次数为5 082.28万人次，同比增长15.74%。卫生部门诊疗总次数（含村卫生室）4 202.75万人次，其中医院2 704.62万人次，社区卫生服务中心1 484.73万人次，专业公共卫生机构13.4万人次；工业及其他部门诊疗总次数879.53万人次，其中医院536.23万人次（民办医院487.31万人次），门诊部241.05万人次，诊所（含内设医疗机构）102.25万人次。2023年浦东新区二、三级医疗机构诊疗服务情况见表1-1，2017~2023年浦东新区医疗机构诊疗服务情况见图1-7。

表 1-1　2023 年浦东新区二、三级公立医疗机构医疗服务及医疗费用

类别	机构名称	总诊疗人次数（万）	门急诊人次数（万）	出院人数	手术人次数	病床使用率	病床周转次数	出院者平均住院日	门急诊次均费用（元）	其中：药占比（含中药饮片）	出院者次均费用（元）	其中：药占比（含中药饮片）
综合医院	合计	1 667.47	1 640.51	512 900	380 619	99.08	57.02	6.38	523.23	35.29	23 645.22	20.33
	市属三级小计	585.22	584.52	195 385	155 160	96.39	68.88	5.18	642.64	28.08	26 820.25	16.52
	区属三级小计	982.19	955.94	284 295	200 326	100.07	51.61	7.09	463.18	40.19	22 322.2	23.19
	东方医院	295.93	295.17	114 471	95 441	101.91	59.01	6.32	554.8	37.85	26 381.88	19.69
	公利医院	157.5	157.5	41 469	27 722	109.45	51.84	7.72	403.47	41.83	20 800.13	24.61
	人民医院	158.43	140.36	44 117	19 105	95.10	44.12	7.87	448.33	43.5	18 057.01	28.9
	周浦医院	160.78	153.42	36 284	34 428	93.64	48.49	7.11	417.62	38.9	19 506.04	24.8
	浦东医院	209.54	209.48	47 954	23 630	98.79	47.01	7.66	422.3	41.95	20 002.33	26.99
	区属二级医院小计	100.06	100.06	33 220	25 133	102.40	51.11	7.29	399.32	48.79	16 293.39	23.6
	浦南医院	100.06	100.06	33 220	25 133	102.40	51.11	7.29	399.32	48.79	16 293.39	23.6
中医医院	合计	452.73	407.97	97 069	74 960	99.39	64.12	5.87	525.43	59.98	17 272.72	31.48
	市属三级小计	294.43	251.22	79 220	68 100	108.75	81.69	5.13	606.37	60.24	17 989.42	30.11
	区属二级小计	158.3	156.74	17 849	6 860	82.71	32.81	9.18	395.7	59.35	14 091.73	39.24
	新区中医医院	83	83	5 448	1 140	82.81	21.62	14.12	395.3	59.45	12 879.71	36.8
	光明中医医院	75.31	73.75	12 401	5 720	82.63	42.46	7.02	396.16	59.24	14 624.2	40.18
中西医结合医院	合计	147.02	147.02	34 700	33 238	111.11	46.27	8.77	462.26	45.53	22 757.19	21.98
	第七人民医院	147.02	147.02	34 700	33 238	111.11	46.27	8.77	462.26	45.53	22 757.19	21.98

（续表）

类别	机构名称	总诊疗人次数（万）	门急诊人次数（万）	出院人数	手术人次数	病床使用率	病床周转次数	出院者平均住院日	门急诊次均费用（元）	其中：药占比（含中药饮片）	出院者次均费用（元）	其中：药占比（含中药饮片）
专科医院	合计	296.61	296.61	129 757	95 802	97.75	37.09	6.98	618.49	40.42	22 991.01	20.24
	市属三级小计	263.35	263.35	122 768	95 262	96.58	71.92	4.57	662.44	38.74	22 466.43	19.7
	区属二级小计	33.25	33.25	6 989	540	98.87	3.9	49.45	270.39	72.96	32 205.71	26.84
	肺科医院	1.32	1.32	1 411	0	32.60	6.88	16.11	274.84	70.26	11 945.52	53.95
	浦东精卫	15.87	15.87	953	521	128.10	1.46	110.78	277.21	73.04	64 776.76	4.86
	南华医院	1.88	1.88	1 359	3	44.67	13.19	12.16	398.77	52.12	10 219.34	45.64
	南汇精卫	11.03	11.03	681	0	102.22	1.7	81.1	236.34	78.95	36 675.76	5.52
	传染病医院	0.08	0.08	29	0	14.97	3.41	9.59	404.23	49.54	6 150.69	28.1
	老年医院	3.07	3.07	2 556	16	97.51	6.07	56.84	273.58	74.64	42 040.56	37.74
妇保院	合计	140.8	140.8	56 148	46 820	80.63	65.98	4.43	730.74	12.62	13 197.31	12.87
	市属三级小计	126.81	126.81	50 401	42 695	93.16	77.42	4.36	754.99	12.35	13 739.25	12.63
	妇幼保健院	14	14	5 747	4 125	39.82	28.74	5.02	511.02	16.21	8 444.48	16.43

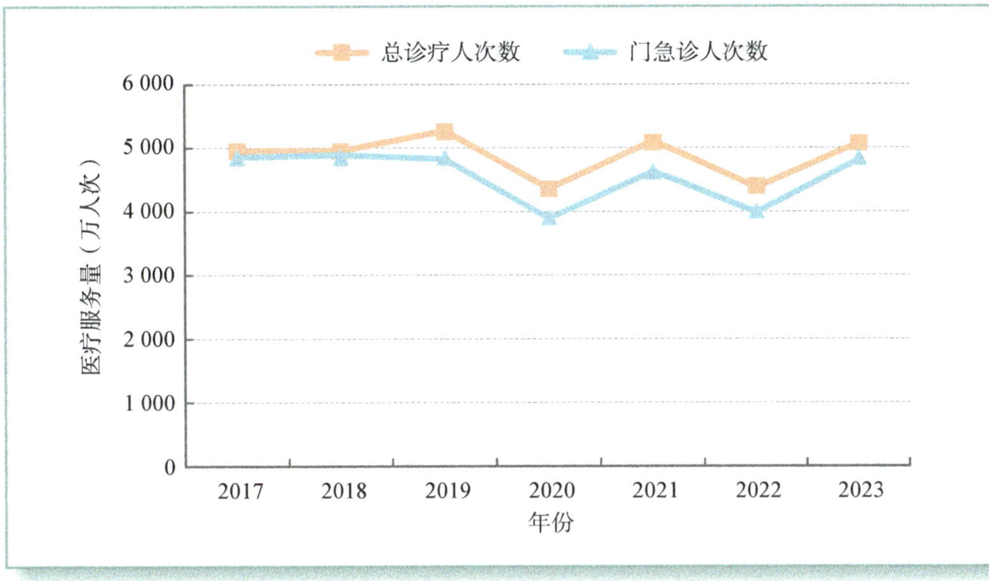

图 1-7　2017~2023 年浦东新区医疗机构诊疗服务量

（2）门急诊服务

2023年浦东新区各医疗机构门急诊次数为4 857.73万人次，同比增长21.62%。卫生部门门急诊次数（含村卫生室）4 109.00万人次，其中医院2 632.90万人次，社区卫生服务中心1 462.69万人次，专业公共卫生机构13.40万人次；工业及其他部门门急诊次数748.73万人次，其中医院507.68万人次（民办医院458.76万人次），门诊部241.05万人次。2017~2023年浦东新区医疗机构门急诊服务情况详见图1-8。

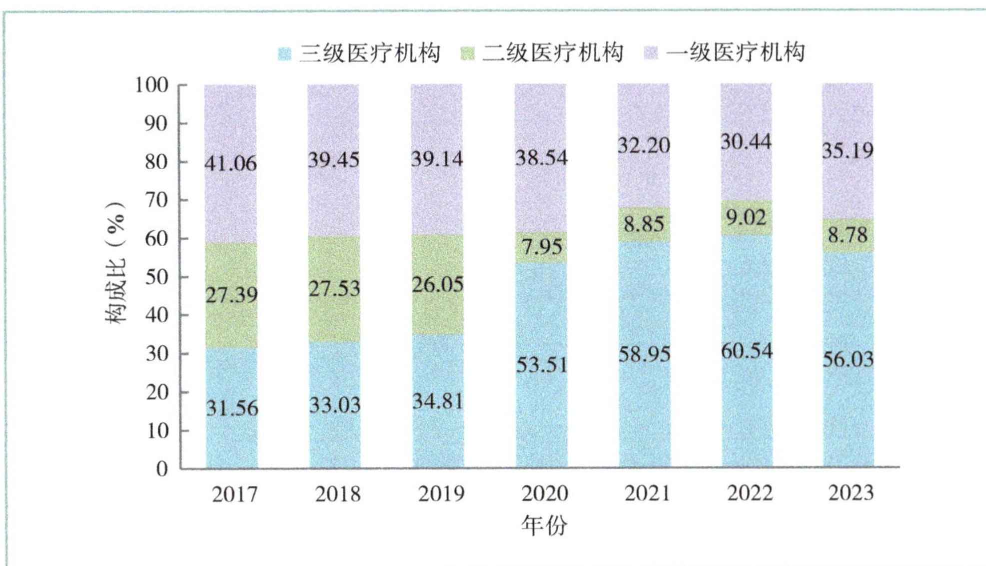

图 1-8　2017~2023 年浦东新区各级公立医疗机构门急诊构成

（3）住院服务

1）出院人数：2023年浦东新区各医疗机构出院人数96.10万人，同比增长42.67%。卫生部门出院人数84.10万人，其中医院83.06万人，社区卫生服务中心1.04万人；工业及其他部门出院人数12.00万人，其中民办医院9.83万人。2023年浦东新区各医疗机构住院手术人次数150.43万人次。2018~2023年浦东新区医疗机构住院服务量情况见图1−9。

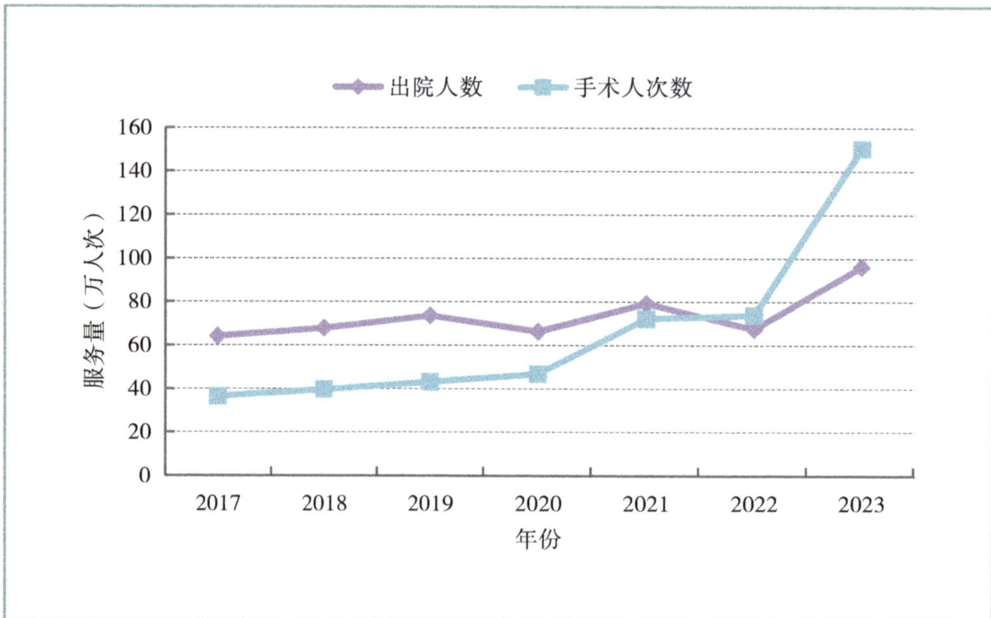

图1−9　2017~2023年浦东新区医疗机构住院服务量

2020~2023年浦东新区三级医疗机构出院患者占比稳定在90%左右，一、二级医疗机构占比较小，从2020年起浦东新区4家二级综合医院升级为三级医院，导致三级医院出院占比大幅提升，二级医院占比大幅下降。详见图1−10。

2017~2023年浦东新区三级医疗机构手术人次数（含操作）整体呈上升趋势，2020年起4家二级综合医院升级为三级医院，导致二级医院手术人次数同比下降，详见图1−11。

2）病床使用率：2023年医疗机构病床使用率87.00%。卫生部门病床使用率94.11%，其中医院98.38%，社区卫生服务中心70.86%；工业及其他部门病床使用率74.17%，其中民办医院71.91%。2017~2023年病床使用率变化如图

1–12所示，2020~2022年受新冠疫情影响，病床使用率呈下降趋势，2023年有所回升。

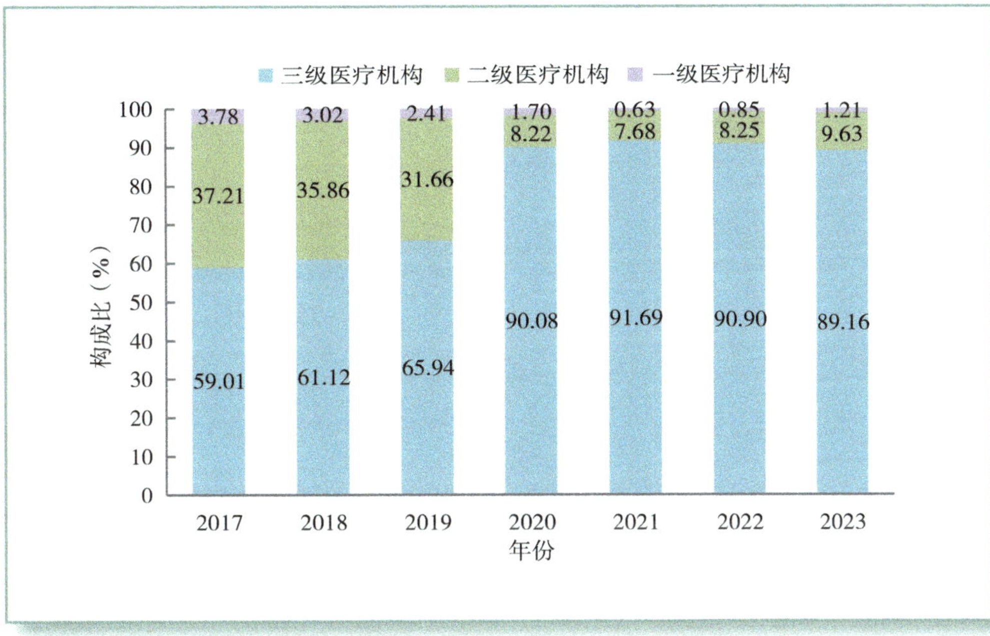

图1–10 2017~2023年浦东新区各级公立医疗机构出院患者构成

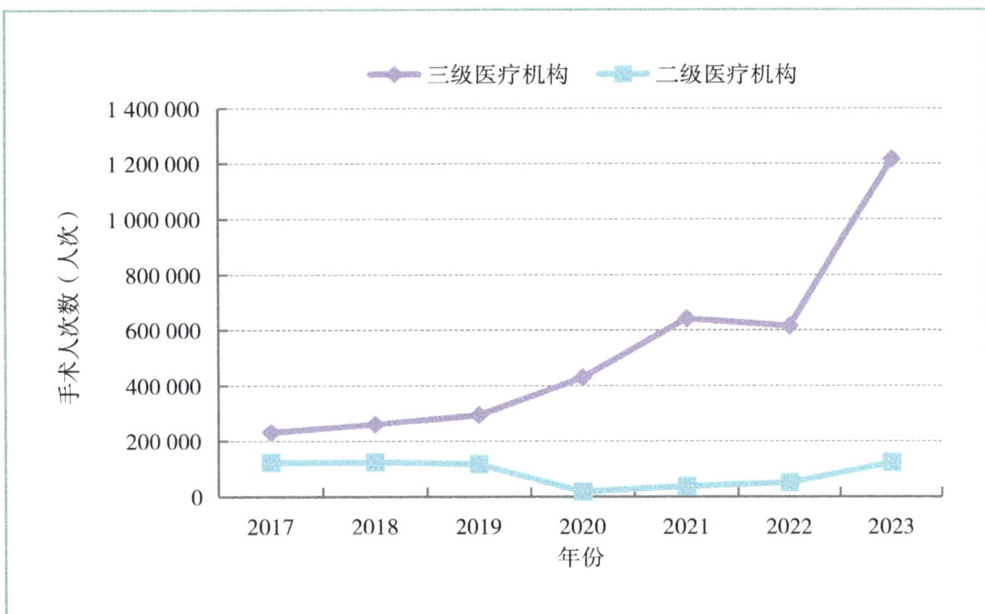

注：2023年手术人次数统计中增加了“操作和介入治疗”类别。

图1–11 2017~2023年浦东新区二、三级公立医疗机构手术人次数

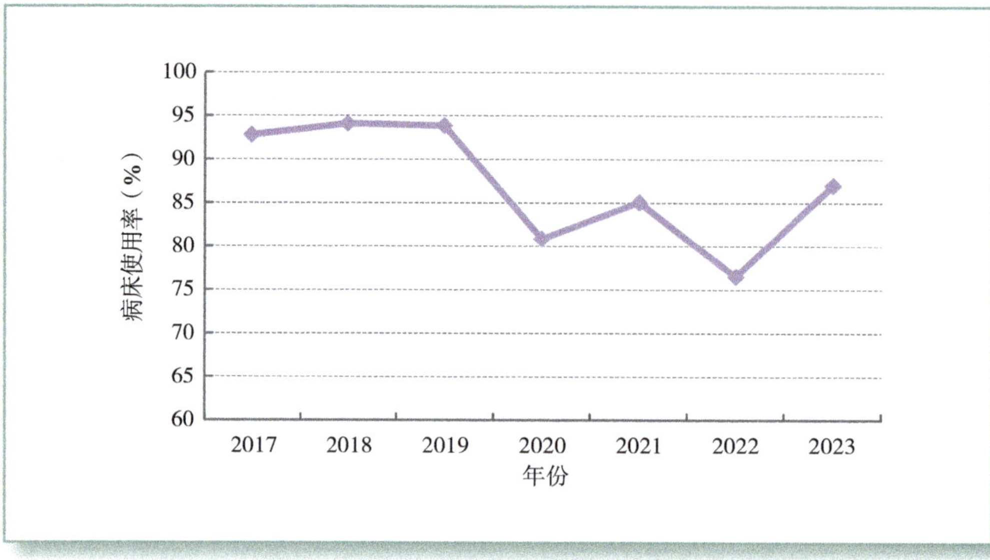

图 1-12　2017~2023 年浦东新区医疗机构病床使用率

3）平均住院天数

2023年医疗机构人均住院天数9.52天。卫生部门人均住院天数7.05天，其中医院6.38天，社区卫生服务中心60.33天；工业及其他部门人均住院天数26.83天，其中民办医院16.58天。2017~2023年所有医疗机构平均住院天数见图1-13。

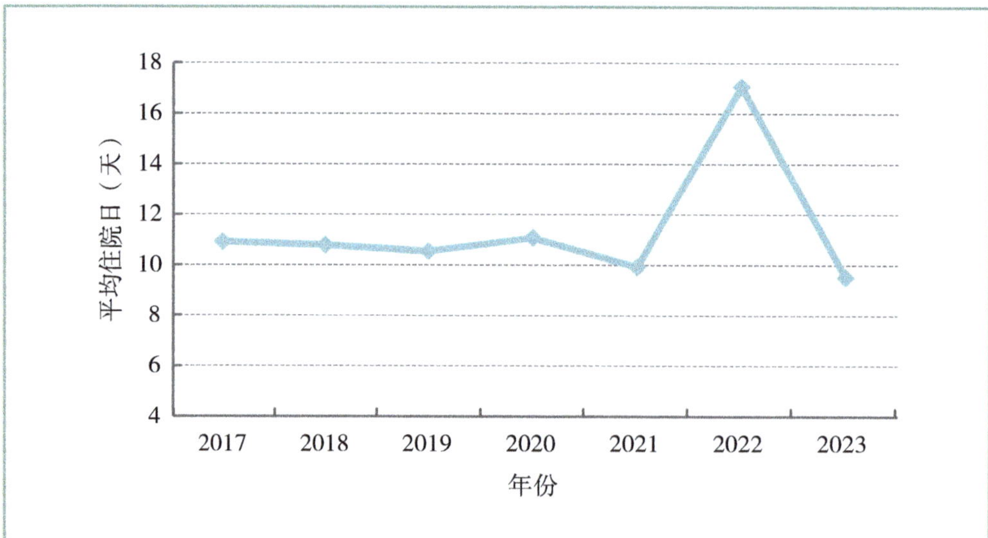

图 1-13　2017~2023 年浦东新区所有医疗机构平均住院天数

2. 医疗服务质量

（1）治疗有效率

2023年浦东新区医疗机构住院病人治疗有效率97.13%。

（2）手术诊断符合率

2023年浦东新区医疗机构住院病人手术前后诊断对照符合率99.19%。

（3）急诊抢救成功率

2023年浦东新区医疗机构急诊抢救成功率96.21%。

（4）住院危重患者抢救成功率

2022年，浦东新区医疗机构住院危重患者抢救成功率71.50%。

（5）院前急救情况

2023年浦东新区院前急救完成急救公里557.77万千米；急救车次22.61万车次，同比下降14.40%，急救转送患者人次22.49万人次；平均急救反应时间11.30分钟。

3. 医疗服务费用

（1）门急诊费用

2023年浦东新区所有医疗机构门急诊病人次均医疗费用501.90元，药占比为44.15%。卫生部门所属医疗机构门急诊病人医疗费用444.86元，其中医院541.99元，社区卫生服务中心269.79元；工业及其他部门所属医疗机构门急诊病人次均医疗费用814.91元，其中医院730.31元（民办医院748.22元）。2017~2023年浦东新区各级公立医疗机构门急诊患者次均费用见图1–14。

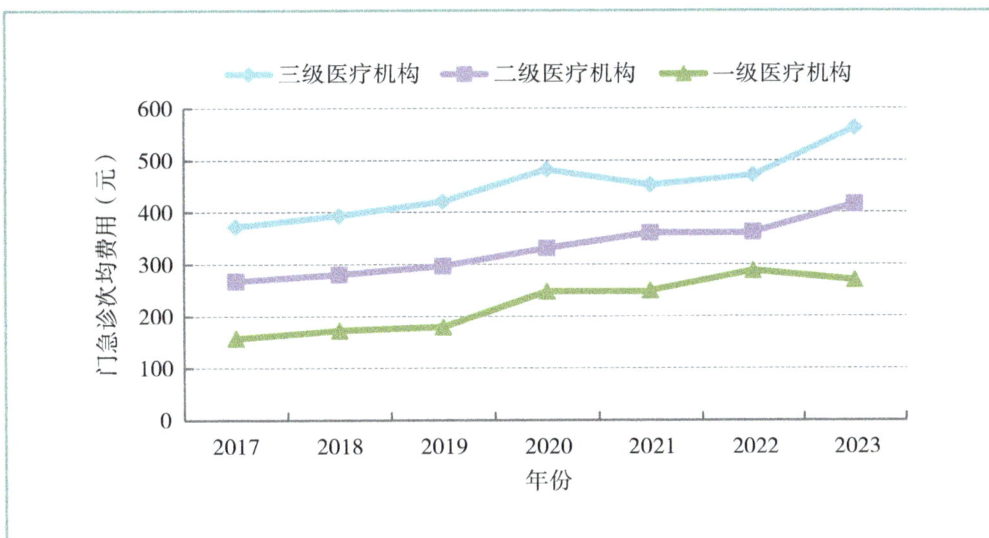

图1–14　2017~2023年浦东新区各级公立医疗机构门急诊患者次均费用

（2）出院患者费用

2023年浦东新区所有医疗机构出院者次均医疗费用23 031.73元，药占比为22.21%。卫生部门所属医疗机构出院者次均医疗费用21 964.03元，其中医院

22 054.87元，社区卫生服务中心14 716.02元；工业及其他部门所属医疗机构出院者医疗费用30 515.39元，其中民办医院30 436.47元。2017~2023年浦东新区各级公立医疗机构出院者次均医疗费用见图1-15。

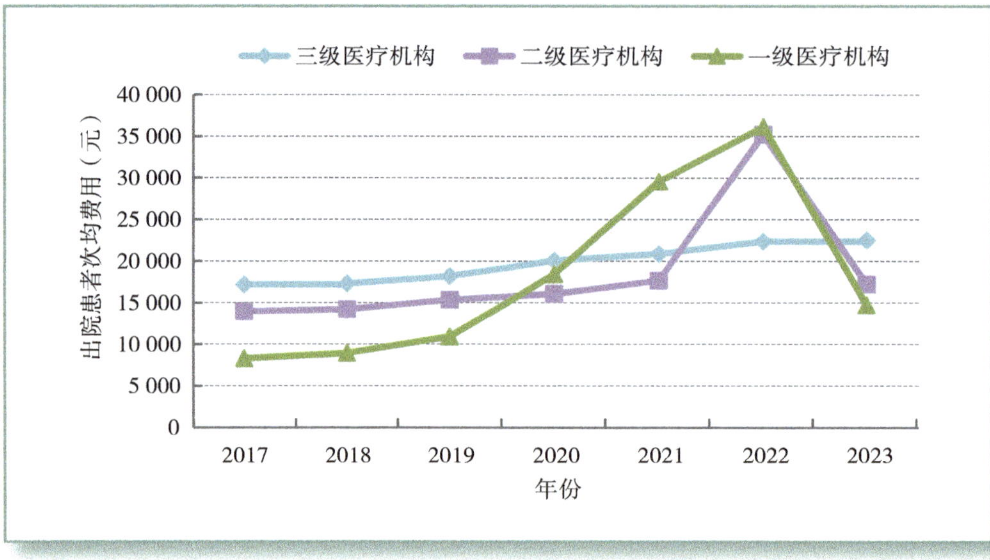

图1-15　2017~2023年浦东新区各级公立医疗机构住院患者次均费用

（四）中医药服务

2023年，浦东新区全面贯彻落实《中共中央 国务院关于促进中医药传承创新发展的意见》《中医药发展战略规划纲要（2016—2030）》等文件精神，成功申报并启动中央财政支持中医药传承创新发展示范试点项目，制定《关于促进中医药传承创新发展的实施意见》，不断完善建设中医药服务体系，加强人才培养和队伍建设，促进中医药科技创新，繁荣发展中医药文化，努力开创中医药工作新局面。

1.推进中医医疗服务工作

强化浦东新区中医医疗质量控制管理，修订《2023年浦东新区中医综合评价指标》。持续推进中医适宜技术培训推广，完成304人次的2023年度“4+4”项中医适宜技术培训、考核。组织浦东新区社区中医药适宜技术比武大赛，参加上海市中医药适宜技术比武大赛荣获“团体优胜奖”“优秀组织奖”。启动第二、第三批共41家社区中医全科新模式科室标准化及能力提升工作。进一步推进中医非药物疗法示范中心试点及4家专科医院中西医结合专病诊疗中心工作。

成功申报10项2023年上海市中医特色专病专科（社区）能力建设项目。启动2个中西医协同旗舰医院、5个中西医协同旗舰科室及3个中西医结合旗舰社区卫生服务中心建设工作。完成沪东、大团、周家渡、合庆4家社区卫生服务中心上海市中医药特色示范社区卫生服务站（村卫生室）项目建设。

2.深化中医预防保健服务体系

持续实施浦东新区15项中医公共卫生服务项目，其中国家级2项，新区13项；推进5项浦东新区中医预防保健储备项目研究；推进妇幼健康领域中医药服务能力提升项目；完成301人次的第二期浦东新区非中医类别人员中医药知识与技能培训工作；推进治未病学科试点，开展10项中医治未病优势病种培育。

3.加强中医药学科人才建设

完成第一轮中医高峰高原等学科建设项目验收，启动第二轮中医高峰高原等学科项目建设；推进13个“浦东中医名家工作室建设”建设；组织开展首批中医高级师承人才培训班，新立项培养第二轮15名中医高级师承人才；持续推进上海中医药大学社区卫生服务中心、上海中医药大学国际教育临床基地、海派中医流派浦东基地建设。

4.促进中医药科技创新与成果转化

启动2轮日化类项目挖掘、浦东新区征集及路演工作；组织召开22场成果转化推进会，与多家企业开展项目合作转化；组织开展第七届“浦东新区中医药科技创新能力提升培训班”，180名医务人员参与学习；搭建技术平台及成果转化平台，与核心企业签订4项框架合作协议；启动2轮浦东新区中医药专利需求申报工作，7个发明专利获授权；开展中医药研发转化相关法务咨询及服务10项；与上海国际知识产权运营管理有限公司洽谈合作，打通成果转化的交易渠道壁垒；成功完成“皲裂方”等6个项目转化。

5.繁荣发展中医药文化

完成8项浦东新区“中医中药中国行——中医药健康推进行动”项目。完善中医药文化核心价值体系建设，完成人文核心价值心得体会撰写比赛和知识竞赛初赛。完成2022年上海市中医药文化弘扬工程项目。完成医学主题展馆、浦东针灸馆、外治馆建设；持续推进中医药国际医疗品牌建设。

（五）医学科研教育管理

经过两轮“浦东新区医学学科建设三年行动计划”，浦东新区卫生健康系统学科建设在区委、区政府的领导与支持下，参建学科的影响力和高地效应初步凸现：在2023年11月29日发布的《2022年度上海市三甲医院科研竞争力评价分析报告》中，东方医院位列上海市三甲医院科研竞争力排行榜第10名，13个学科进入上海市排名前5，专利与转化位列市级三甲医院第3名（某项目的成果转化金额高达6 000万元），国内发明专利授权数量为上海市第7名，SCI论文总影响因子为上海市第7名。周浦医院首次跻身区级医院前10。

1.学科（群）建设

2023年，对第一轮浦东新区医学学科建设开展结题验收，已收到复旦大学提交的《浦东新区高峰高原学科建设项目终期评估报告》，根据形成阶段性成果总结及未来学科发展建议。获上海市公共卫生体系建设三年行动计划（2023—2025）重点学科立项2项。

2.人才培养

（1）市级及以上人才

2023年，16名同志获市级及以上人才培养计划，其中2人入选上海市科委“优秀学术带头人”、1人入选上海市科委“浦江人才”、6人入选上海市科委“扬帆计划”、2人分别入选上海市公共卫生体系建设三年行动计划（2023—2025）的学科带头人、青年项目，2人入选上海市卫健委“上海市医苑新星培养计划”。在2023年“东方英才”申报中，1人入选拔尖项目，2人入选青年项目。

（2）区级人才

2023年81人入选“浦东新区卫生系统医学人才培养计划”，包含领先人才10名、学科带头人21名、优秀青年医学人才50名。第一批区级卫生健康人才公示28人，其中高层次人才2人、优秀青年医学人才26人。

3.科研项目

（1）市级及以上项目

2023年度获得国家自然科学基金项目81项；获得市级项目39项，其中上海市科委项目20项，上海市卫生健康委员会项目19项。

(2) 区级项目

获得浦东新区科经委立项90项；获得浦东新区卫健委立项资助134项，其中95项面上项目、20项青年科技项目、15项联合攻关项目、4项卫生行业科研专项。

4.继续教育与学术交流

2023年浦东新区卫生系统共举办国家级Ⅰ类继续医学教育项目246项，培训29 103人次。主办市级Ⅰ类继续医学教育项目74项，培训7 360人次；区级Ⅱ类继续医学教育项目492项，培训61 337人次。积极推动区域在职卫技人员学历提升，毕业231人（其中博士4人、硕士17人、本科210人）。

5.科技成果

(1) 科技奖励

获得市级及以上奖项9项（上海医学科技奖三等奖6项、上海康复科技进步奖3项）。

(2) 专利申请

2023年，获各类专利共329项，其中发明专利41项、实用新型专利238项、外观设计专利17项、软件著作权33项。

(3) 著作出版

2023年，浦东新区卫生系统主要编（译）有42部学术专著。

6.学术任职

2023年，浦东新区卫生系统获省部级学术团体新任职327人次，市局级学术团体新任职354人次，合计681人次。

7.论文发表

2023年共发表论文2 465篇，其中SCI 990篇、核心期刊512篇、其他专业期刊963篇。

（六）卫生信息化管理

1.推进发改委储备项目建设

浦东新区卫生健康委员会持续推进发改委储备项目建设，2023年开展社区卫生能级提升项目、智慧卫监、智慧急救项目建设。浦南医院智慧医院、智慧妇幼已完成工可暨概算编制报送发改委，五家医疗卫生机构三级等保建设项目已获发改委概算批复。多点触发疫情监测预警响应平台项目、疾控疾病预防控制信息系统、传染病医院、肺科医院项目已获发改委立项批复，东方、七院、公利、人民智慧医院已完成项目建议书编制，商请发改委审批，其余储备项目稳步推进中。

2.加强网络安全管理，筑牢安全防范屏障

2023年浦东新区卫生健康委员会面向全部区属医疗卫生机构和指定的50家社会办医疗机构开展了一轮网络安全飞行检查。在重要时期、关键节点前期，对区属二、三级医院开展网络安全专项检查，一年两轮，做到关口前移，主动发现漏洞风险，并及时整改。2023年浦东新区卫生健康委员会网络安全责任制年度考核等次为优秀，位列浦东新区区委办局第1名。被评为2023年度上海市卫生健康行业网络安全工作先进单位。

（七）卫生监督管理

1.监督检查情况

2023年浦东卫监所共组织开展各类联合执法行动208次，完成各类监督检查16 616户次，合格15 556户次，合格率93.62%；另外，全年共开展监督抽检1 762户次，合格1 700户次，合格率96.48%。

2.行政审批情况

2023年积极实行“办不成事”联动工作机制，深化“一网通办”建设，拓展线上线下帮办服务，切实推进诊所备案和消毒服务机构备案工作的落地。全年共作出各类卫生审批决定28 503件，其中公共卫生许可4 277件，医疗执业许可23 466件，行政备案568件，行政确认219件。其中公共卫生许可项目包括：公共场所卫生许可3 040件，医疗机构建设项目放射性职业病危害预评价报告审核140件，医疗机构建设项目放射性职业病防护设施竣工验收140件，放射诊疗许可635件，涉及饮用水卫生安全产品卫生许可171件，消毒产品生产企业卫生许可10件，集中式供水单位5件，母婴保健技术服务机构许可25件，母婴保健机构服务人员资格许可111件等；医疗执业许可包括：医疗机构执业许可2 192件，医师执业许可12 149件，医师资格证书核发169件，护士执业许可8 350件，外国医师、港澳台医师短期行医许可122件，医疗广告许可357件，麻醉药品、第一类精神药品购用印鉴卡127件等；行政备案包括：病原微生物实验室备案294件，义诊活动备案30件，诊所备案47件，中医诊所备案22件，食品安全企业标准备案32件，消毒服务机构备案93件，医疗美容主诊医师备案41件，公共场所备案4件，二次供水设施清洗消毒机构备案5件等；行政确认包括：放射工作人员证219件。参与建设项目方案设计征询，政府内协作事项和建设项目综合验收事项共计707件。

3.行政处罚情况

2023年共作出行政处罚决定1 052件，较上年度增加47.13%；罚没款金额506.00万元，较上年度减少10.72%；案件涉及公共场所（556件）、传染病（105件）、职业卫生（74件）、医疗机构（108件）、饮水卫生（25件）、消毒卫生（55件）、医务人员（47件）、放射卫生（21件）、医疗事故（13件）、学校卫生（48件）10个专业；共涉及案由89个，全年开拓市级新案由1个、区级新案由6个；案件结构比例较为合理（纯警告类案件89件，占19.58%；医政类案件168件，占15.97%；公共场所案件556件，占公共卫生类案件62.89%）。发出听证告知书56件，较上年度减少6.67%，实际举行听证11件，与上年度保持一致；发生行政复议案件14件，较上年度增加10件；行政诉讼案件11件，较上年度增加9件；对拒不履行处罚决定的向法院申请强制执行7件。

4.投诉举报工作

2023年全年共受理各类投诉举报1 242件（不含医疗纠纷类），占上海市投诉举报数量32.94%，较上年度上升56.23%。其中医政类466件（较上年度上升102.61%），占37.19%；公共卫生类787件（较上年度上升38.56%），占62.81%。投诉举报处置一级响应6件，二次响应99件，在已办结的1 174件投诉举报中，全部或部分查实的共563件，查实率47.96%（上海市42.69%），较上年度提升4.49个百分点；查实立案处罚192件，处罚率34.10%，基本与2022年度持平；投诉举报受理及时率、违法行为查处率和查处结果答复率均为100%。

（八）人口家庭发展服务

2023年，浦东新区继续有序推进落实三孩生育政策，持续营造新型生育文化氛围，不断深化计划生育服务管理改革，加强计生特殊家庭扶助关怀，推进健康家庭建设，提升优生优育服务水平，全面提升人口和家庭发展工作水平，促进人口长期均衡发展。2023年获评“全国生育友好工作先进单位”。

1.出生人口基本情况

2023年，浦东新区出生人口27 990人，户籍人口出生17 164人，出生率为5.20‰，比上年略有下降；外来人口出生10 826人。常住人口三孩及多孩率3.28%。其中户籍人口三孩及多孩率0.77%，外来常住人口三孩及多孩率7.25%。总和生育率0.79%，户籍人口自然增长率−5.59‰，户籍人口自然增长率连续6年负增长。

2.健康家庭建设

根据建筑面积、日客流量、母婴逗留、场所面积、人流量等推进设置母婴设施。浦东新区对公众开放426个母婴设施点位。为3 291对计划怀孕夫妇提供免费孕前优生健康检查。采取线上线下结合的方式，开展形式多样的生育养育宣传服务。浦东新区累计创建市级“向日葵亲子小屋”4家，开展各类婴幼儿亲子活动48场。开展“健康家庭——科学育儿社区行”活动，全年线上送活动及课程进社区、进家庭40场。推进青春健康项目，针对学生、家长开展“成长之道”“沟通之道”培训活动154场，服务15 908人次。进一步开展青春健康继续教育项目，浦东新区共有10家青春健康俱乐部，各俱乐部累计开展日常活动177场次，服务27 531人次。扎实做好中计协“生命之舞”项目，探索适宜中小学生青春健康教育新模式。开展“健康家庭—生殖健康”社区行项目，做好面向重点人群的生殖健康宣传指导服务。2023年发放免费避孕药具54万盒(支)，推进“智慧药具”服务，网上配送药具3.5万单。

3.计生特殊家庭关怀关爱

压实责任，全面落实计生特殊家庭双岗联系人制度、家庭医生签约服务、就医便利“三个全覆盖”。2023年浦东新区双岗联系人1 548名，全年户均联系26次，“1+1+1”家庭医生签约特扶对象14 900人，签约率88.08%，特扶对象享受就医绿色通道34 703人次。居家探访服务和代理服务实现36个街镇全覆盖。编印《浦东新区计划生育特殊家庭帮扶保障服务》手册发放到服务对象手中，将各项保障服务项目政策依据、所需材料、服务标准和办理流程一一告知，提高计生特扶对象对保障服务项目的知晓度。完成4 046名60周岁以上计生特扶对象的免费体检，为2 481名计生特扶对象提供心理健康检测服务。暖心家园建设实现浦东新区36个街镇全覆盖，全年累计开展各类线上活动20场、线下活动16场，参与820人次。提高信息化服务管理水平，运用失独特殊家庭服务管理可视化应用场景信息系统对联系人每月1次联系慰问纳入系统监管，并将超时或未完成联系情况纳入年度计生工作目标考核。将与卫生共享的特殊家庭就医住院信息及时推送“双岗”联系人，亮灯提醒，督促落实慰问和重点关注，确保联系人制度做好做实。同时将涉及浦东新区失独家庭的特扶金发放等10项关怀关爱工作纳入信息系统监管。

4.人口监测和统计

2023年出生信息核实情况完成率99.71%。核实信息及时率99.88%。完成上海市卫健委和上海社会科学院联合开展的“人口监测——上海市育龄妇女生育意愿专题调研”，认真组织浦东新区36个街镇的样本抽样和调查员培训，负责1 200名调查对象的入户调查指导。

5.计划生育行政事项办理

落实“一网通办”“好办”“免申即享”等民生服务项目，进一步优化程序，方便群众。完成再生育相关审批56例，其中补办11例、注销43例、符合再生育流产证明2例；独生子女父母光荣证办理2 398人，其中申领1 788人、补证345人、换证223人、注销和退回42人；审核年老退休一次性奖励2 974人；农村部分计生奖励扶助64 778人。

（九）老龄健康服务

1.协同推动浦东新区老龄事业发展

一是开展浦东新区年度老龄事业。明确浦东新区老龄工作实施重点，积极应对人口老龄化国家战略，推动老龄工作事业和产业高质量发展。召开2023年浦东新区老龄工作委员会全体（扩大）会议。结合浦东新区实际情况，对标《上海市老龄事业发展“十四五”规划》和《中共上海市委上海市人民政府关于加强新时代老龄工作的实施意见》，完成《上海市老龄事业发展评估报告浦东新区自评报告》。开展2023年全国示范性老年友好型社区申报复核工作。张江镇环东中心村、书院镇外灶村及惠南镇惠康社区荣获2023年全国示范性老年友好社区称号。

二是组织开展浦东新区老龄文体活动。以“礼赞二十大，颂歌心向党”为主题，街镇自行举办老年艺术节，彰显浦东新区老年人热爱艺术、乐享健康生活的积极风采。以“科学健身助力老年健康”为主题，组织街镇参加市级线上讲座及知识竞答。提高老年人的健康素养和健康水平。为老年人搭建体育文化平台，在浦东新区范围内开展健身交流活动，为广大老年群众提供体育展示、交流和互动的机会。

三是组织“敬老月”系列活动。开展区领导走访慰问、《无障碍环境建设法》宣传活动、老年普法教育、2023年银龄产业论坛、“记忆大篷车”系列活动等，营造社会敬老爱老孝老文化风尚。

四是举办第十二届“孝动浦东”主题活动。围绕“共享引领成果 安享幸福晚年”主题，以“综合为老服务中心的一天”为线索，展现浦东新区老龄工作在“老有所养”“老有所医”“老有所学”“老有所为”和“老有所乐”五方面的特色工作。

2.研究推进老龄健康工作

一是不断完善浦东新区老年人健康服务体系。加强顶层设计，牵头制定发布《浦东新区健康老龄化行动方案（2023—2025年）》，到2025年基本建立与浦东经济社会发展水平相适应、与引领区功能定位相匹配、以居民健康为中心的便捷可及、综合连续、优质高效的整合型老年健康服务体系。二是提供老年人全生命周期健康服务。做好老年人就医绿色通道，区属公立医疗机构均创建为老年友善医疗机构，全部建立老年人“优先就诊、优先检查、优先住院”等就医绿色通道。做实老年人家庭医生签约服务，加快推进家庭病床建设工作，强化社区康复功能，丰富老年护理资源，持续提升安宁疗护服务水平。加强老年人健康教育和预防保健，建立健全老年健康危险因素干预、疾病早发现早诊断早治疗、失能预防三级预防体系并不断加强老年人健康管理。三是开展老年心理关爱行动。2023年上海市老年心理关爱点（川沙新镇果园村，花木街道由七村居委，高行镇华高二居委，唐镇绿波苑居委，金杨新村街道枣庄路第一居委）开展常住老年人的心理健康评估，浦东新区精神卫生中心对评估结果进行分类、分析，指导提供相应的心理咨询、心理治疗等干预和转诊推荐。

（十）医学合作交流服务

2023年浦东新区卫生健康委员会重点聚焦援疆、援藏、援滇工作，主动与上级部门、前方工作组和对口帮扶地区的沟通对接，制订《2023年浦东新区卫生健康系统对口支援工作项目实施方案》。

1.持续推进医疗人才“组团式”援助工作

对新疆莎车县、西藏江孜县完成了“组团式”援助团队的轮换工作，其中援派干部帮扶时间3年，援派医生为1~1.5年，根据派驻任务周期完成了云南大理州剑川县、宾川县、洱源县、巍山县、鹤庆县、祥云县，以及怒江州福贡县、泸水市“组团式”援助团队1~4轮的轮换工作。系统向新疆、西藏、云南三地在派干部人才50人，派驻率100%。

2.加强与对口帮扶地区卫生健康领域的交流交往交融

做好对口支援地区人员来浦东挂职进修。2023年共完成受援地区计130人来浦东进修培训或挂职培训，组织专家赴对口支援地区开展培训项目3项，举办培训讲座、带教查房、手术示教和其他柔性援医活动。协调支援医院做好结对帮扶工作，重点从提升医院综合能力、加强专科能力建设、加大人才培养、扩大新技术新业务、提升医疗科研水平等方面，开展相应对口帮扶工作。

3.探索创新对口支援与合作交流工作新模式

推进柔性援医项目，开展“工匠工作室”“名医工作室”“浦东医疗周活动”“浦莎光明行活动”等特色创新工作。为解决白内障老年患者实际问题，“浦莎光明行”专家团开展常住人口白内障疾病筛查、手术治疗及健康促进宣传教育，完成69台复杂性白内障手术。开展浦莎两地卫生健康系统“工匠工作室”联建共建。浦东医院“余波工匠创新工作室（血管外科）”在莎车县人民医院挂牌，是在该院设立的第3个工匠工作室分站，并开展了南疆县域内第一台颈动脉内膜剥脱手术（CEA）。继续推进“浦东医疗周”活动开展。8家支援医院赴结对的大理州6个县和怒江州4个县市开展“浦东医疗周”系列活动，组织开展手术示教、讲座、教学查房、疑难病例讨论等活动。

三、浦东新区卫生资源配置

（一）医疗卫生机构与病床

1.区属医疗卫生机构

浦东新区区属医疗卫生机构共225所，其中医院16所（综合性医院6所，中医医院2所，中西医结合医院1所，专科医院6所，妇幼保健院1所），社区卫生服务中心47所，分中心23所，社区卫生服务站126所，专业公共卫生机构6所，其他机构6所。

区属医疗机构中三级医院6所（综合性医院5所，中西医结合医院1所），二级医院10所（综合性医院1所，中医医院2所，专科医院6所，妇幼保健院1所），另有妇幼保健中心和眼牙病防治所各1所。

2. 市属三级医疗机构

浦东新区范围内共有市属三级医院10所，其中综合性医院4所（上海市交通大学医学院附属仁济医院东院、复旦大学附属华山医院东院、上海市第九人民医院浦东分院、上海市第六人民医院东院），中医医院2所（上海中医药大学附属曙光医院东院、上海中医药大学附属龙华医院浦东分院），专科医院3所（复旦大学附属眼耳鼻喉科医院、肿瘤医院浦东分院、上海市儿童医学中心），妇幼保健院1所（上海市第一妇婴保健院浦东分院）。

3. 工业及其他部门医疗卫生机构

工业及其他部门1 342所，其中医院66所（民办医院61所）、门诊部349所、诊所290所、内设医疗机构216所、护理站62所、村卫生室327所、其他32所。

浦东新区范围内共有社会办医疗机构1 010所。其中，医院61所，门诊部349所，诊所（含内设、护理站）568所，其他32所。区域内各级各类医疗卫生机构的基本情况见表1–2。

表1–2　2023年浦东新区医疗卫生机构基本情况

机构类别	机构（所）	床位（张）	人员（人）
区属医疗卫生机构	**225**	**12 848**	**24 769**
（一）医院合计	16	9 556	15 262
综合性医院	6	6 232	11 415
其中三级医院	5	5 582	10 316
中医医院	2	554	1 092
中西医结合医院	1	750	1 463
其中三级医院	1	750	1 463
专科医院	6	1 820	990
妇幼保健院	1	200	302
（二）社区卫生服务中心（分中心、站）	197	3 292	7 705
（三）专业公共卫生机构	6	—	1 542
（四）其他	6	—	260

（续表）

机构类别	机构（所）	床位（张）	人员（人）
市属三级医疗机构	**10**	**6 477**	**12 792**
综合性医院	4	2 843	5 665
中医医院	2	1 241	2 670
专科医院	3	1 742	3 341
妇幼保健院	1	651	1 116
工业及其他部门合计	**1 342**	**10 833**	**17 905**
（一）医院合计	66	10 833	9 403
企事业医院	5	2 550	1 742
综合性医院	3	796	1 039
专科医院	1	397	139
护理院	1	1 357	564
民办医院	61	8 283	7 661
（二）门诊部	349	—	4 688
（三）诊所（含内设、护理站）	568	—	3 066
（四）村卫生室	327	—	781
（五）其他	32	—	748
总计	**1 577**	**30 158**	**55 466**

4.病床分布

2023年，浦东新区医疗机构实际开放床位3.02万张，病床使用率达87.00%。区属医疗卫生机构实有床位1.28万张（其中综合性医院6 232张，中医医院554张，中西医结合医院750张，专科医院1 820张，妇幼保健院200张，社区卫生服务中心3 292张），市属三级医院实有床位6 477张（其中综合性医院2 843张，中医医院1 241张，专科医院1 742张，妇幼保健院651张），工业及其他部门医疗机构实有床位10 833张（其中民办医院8 283张）。

区属医疗机构中，三级医院实有床位6 332张，二级医院实有床位3 224张，社区卫生服务中心实有床位3 292张。

各级各类医疗卫生机构实际开放床位情况见表1-2。

（二）卫生人员

1.卫生人员数量

2023年末浦东新区卫生人员总数55 466人。其中：卫生技术人员45 655人，仅从事管理人员2 509人，其他技术人员2 103人，工勤人员5 199人。分别占卫生人员总数的82.31%、4.52%、3.79%、9.37%。卫生技术人员中，执业（助理）医师17 578人、注册护士19 915人、药师（士）2 296人、技师（士）3 619人、其他卫生技术人员2 247人。分别占卫生技术人员总数的38.50%、43.62%、5.03%、7.93%、4.92%。详见表1-3。

2.卫生人员质量

2023年，区属公立医疗卫生机构实有卫生技术人员20 921人，其中在编人员15 541人，非在编人员5 380人。从职称构成来看，正高职称655人（在编86.6%），占卫生技术人员总数的3.1%；副高职称2 015人（在编96.1%），占9.7%；中级职称10 088人（在编93.7%），占48.2%；初级及以下职称8 163人（在编43.9%），占39.0%。从学历来看，拥有博士学历725人，硕士学历2 893人。从岗位来看，临床类别医师6 557人，占31.3%，其中全科医师1 761名；中医类别医师1 210人，占5.8%，其中中医全科医师488人；口腔类别医师325人，占1.6%；公卫类别医师847人，占4.0%；护理8 680人，占41.5%；药学1 258人，占6.0%；医疗技术1 890人，占9.0%；医学科研及卫生事业研究154人，占0.8%。2017~2023年区属医疗卫生机构卫生技术人员的职称构成情况如图1-16所示，学历构成情况如图1-17所示，岗位构成情况如图1-18所示。

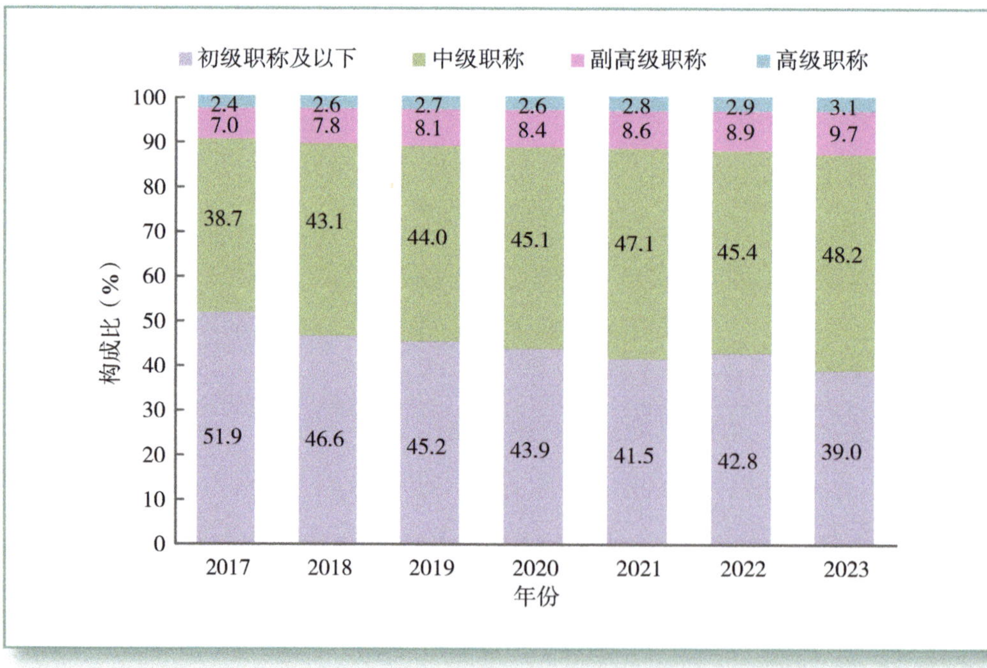

图1-16　2017~2023年浦东新区区属医疗卫生机构卫生技术人员职称构成

表 1-3　2023 年浦东新区卫生机构人员数

指标名称	在岗职工	卫生技术人员								其他技术人员	管理人员	工勤人员
		小计	执业医师	执业助理医师	注册护士	药师（士）	技师（士）	其他卫生技术人员	其中：见习医师			
浦东新区合计	**55 466**	**45 655**	**16 918**	**660**	**19 915**	**2 296**	**3 619**	**2 247**	**595**	**2 103**	**4 688**	**5 199**
卫生部门合计	**37 561**	**32 498**	**12 138**	**368**	**14 119**	**1 796**	**2 371**	**1 706**	**480**	**1 686**	**2 892**	**1 867**
（一）医院合计	28 054	24 524	8 796	5	11 779	1 101	1 773	1 070	238	1 263	2 207	992
（二）社区卫生服务中心	7 705	6 891	2 902	331	2 221	686	416	335	121	305	440	373
（三）妇幼保健所	80	72	51	0	10	4	7	0	0	5	21	0
（四）眼病牙病防治所	104	91	46	1	31	1	1	11	0	8	11	3
（五）疾病预防控制中心	400	362	214	0	2	0	95	51	45	23	62	4
（六）卫生监督所	145	145	0	0	0	0	0	145	0	0	18	0
（七）医疗急救中心	735	236	105	31	24	0	0	76	76	4	23	486
（八）采供血机构	78	56	3	0	43	0	10	0	0	1	20	6
（九）其他	260	121	21	0	9	4	69	18	0	77	90	3
工业及其他部门合计	**17 905**	**13 157**	**4 780**	**292**	**5 796**	**500**	**1 248**	**541**	**115**	**417**	**1 796**	**3 332**
（一）医院合计	9 403	6 998	2 121	115	3 344	334	719	365	103	284	1 066	1 357
（二）门诊部	4 688	4 085	1 741	109	1 826	129	193	87	11	88	551	362
（三）诊所（含内设、护理站）	3 066	1 580	860	66	599	35	16	4	0	5	112	1 437
（四）其他	748	494	58	2	27	2	320	85	1	40	67	176

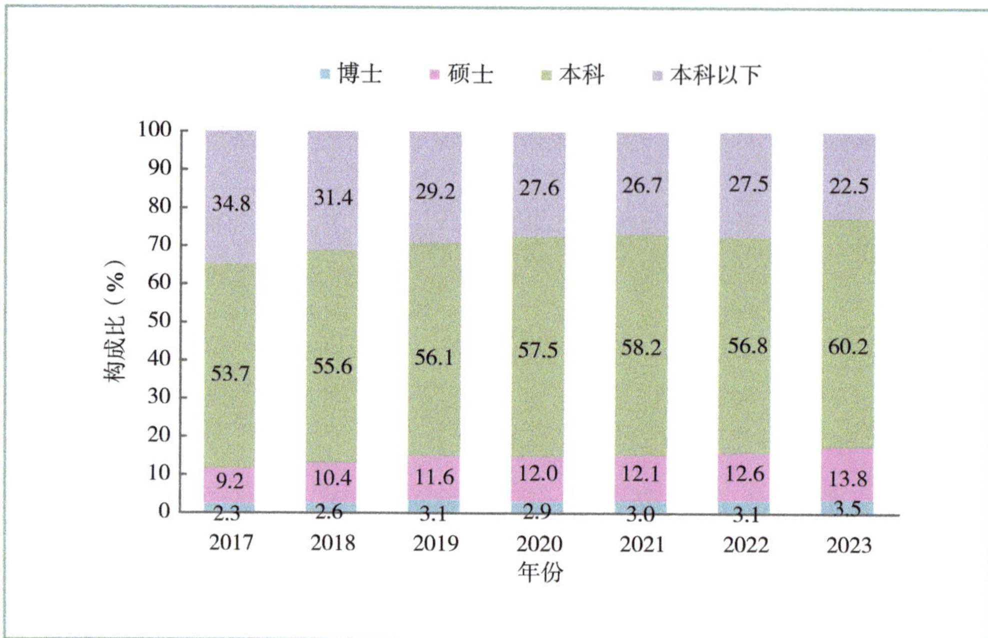

图 1-17　2017~2023 年浦东新区区属医疗卫生机构卫生技术人员学历构成

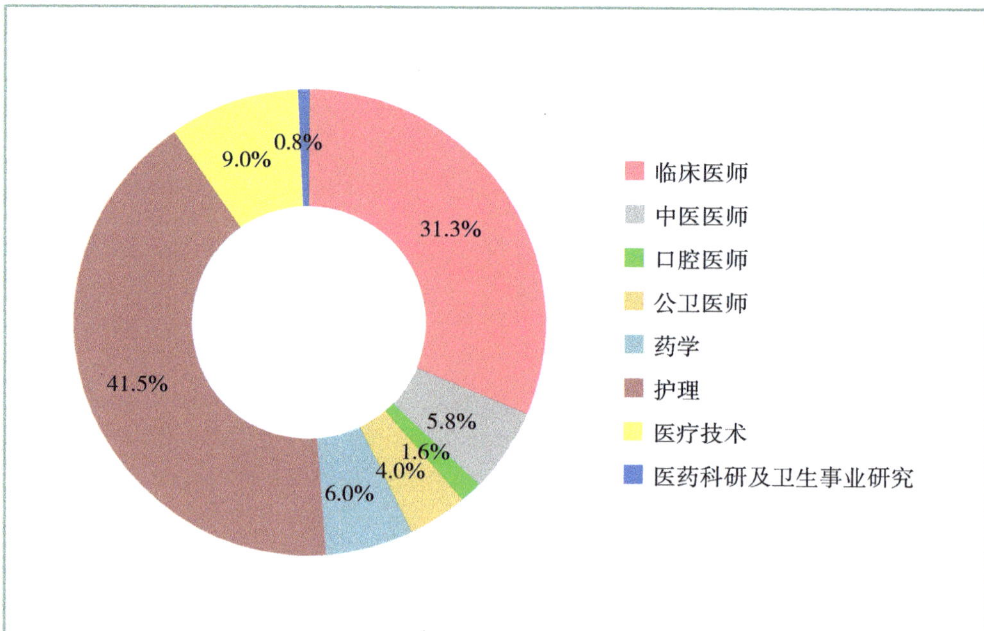

图 1-18　2023 年浦东新区区属医疗卫生机构卫生技术人员岗位构成

（三）卫生投入

2023 年，财政对卫生健康事业共投入 77.42 亿元（不含基建），占一般公共预算支出4.89%，占GDP 0.46%，较2022年卫生健康事业经费减少了40.66亿元，同比降幅34.43%；按常住人口计算，浦东新区人均卫生事业经费1 322.28元；按户籍人口计算，人均卫生事业经费2 320.60元，较上一年降低32.86%。见表1-4。

表1-4　2017~2023年浦东新区卫生事业经费占GDP、财政支出比例与产出水平

年份	卫生事业经费（亿元）*	卫生事业经费占GDP百分比（%）	卫生事业经费占一般公共预算支出百分比（%）	人均卫生经费（元）	
				按常住人口	按户籍人口
2017	33.14	0.349	2.63	599.45	1 107.40
2018	33.05	0.316	2.53	595.47	1 090.98
2019	35.48	0.279	2.65	637.33	1 153.00
2020	40.40	0.104	3.21	711.08	1 292.35
2021	45.48	0.296	3.53	788.53	1 413.74
2022	118.08	0.737	6.92	2 042.20	3 456.57
2023	77.42	0.463	4.89	1 322.28	2 320.60

注：*不包含基建投入经费。

（四）基本建设

2023年，浦东新区持续促进优质医疗资源扩容提质，不断完善公共卫生体系建设。一是大力推进国家级医学中心和省市级医疗高地，重点推进国家儿童医学中心、国家口腔医学中心、国家中医医学中心、国家肿瘤医学中心建设，配合推进龙华医院浦东分院竣工启用，推动胸科医院浦东分院项开工建设，加快推进国家儿童医学中心、国家口腔医学中心、上海临床研究中心、长征医院浦东新院项目、一妇婴东院改扩建、六院临港院区二期工程项目等建设进度。二是加快推进区级项目建设，推动浦南医院改扩建、浦东新区传染病医院达标修缮、北蔡社区卫生服务中心锦绣分中心建成启用，推动浦东新区新场综合医疗卫生中心、浦东新区肺科医院达标建设、浦东新区疾控中心分部新建、周浦医院北院应急改造等年内竣工，推动浦东新区精神卫生中心（书院院区）、浦东新区人民医院门急诊医技综合楼改扩建、康桥第二社区卫生服务中心、凌桥社区卫生服务中心结构封顶，推动周浦医院二期、公利医院修缮及功能完善、孙桥社区卫生服务中心门诊综合楼项目、惠南民乐社区卫生服务中心二次装修的

工可审批，推动浦东新区妇幼保健院南院、大团社区卫生服务中心、浦兴社区卫生服务中心等储备项目的立项工作，全面完成历史存量审计项目的审计清算工作。三是加强临港新片区卫生资源配置，推动申港、万祥社区卫生服务中心完成竣工，推动浦东医院临港院区开工建设，推动书院社区卫生服务中心完成工可审批。

（五）卫生资源配置对标

按常住人口计算，2023年浦东新区每千人口卫生技术人员数7.86人，每千人口执业（助理）医师数3.02人，每千人口注册护士数3.43人，每千人口床位数5.19张。

2023年，浦东新区医疗机构共有专业公共卫生机构人员1 554人，全科医师2 552人。按常住人口计算，每千人口专业公共卫生机构人员0.27人，每万人口全科医师4.39人。见表1–5。

表1–5　浦东新区卫生资源配置指标比较

卫生资源配置指标	浦东新区（2023）	上海市（2023）	全国平均（2022）	市、区“十四五”规划目标
每千人口医疗机构床位数（张）	5.19	7.18	6.77	≈6.3张（区） ≈7.5张（市）
每千人口卫生技术人员数（人）	7.86	10.31	7.95	/
每千人口执业（助理）医师数（人）	3.02	3.61	3.02	⩾3.4人（区） ⩾3.6人（市）
每千人口注册护士数（人）	3.43	4.68	3.55	⩾4.3人（区） ⩾4.7人（市）
每千人口专业公共卫生机构人员（人）	0.27	–	–	/
每万人口全科医师数（人）	4.39	–	–	≈4.5人（区） ≈4.5人（市）

注：各年度数据均按常住人口统计。

按户籍人口计算，2023年浦东新区每千人口卫生技术人员数13.68人，每千人口执业（助理医师）5.27人，每千人口注册护士数5.97人，每千人口医疗机构床位数9.05张。浦东新区与上海市各指标对比如图1–19至图1–22所示。

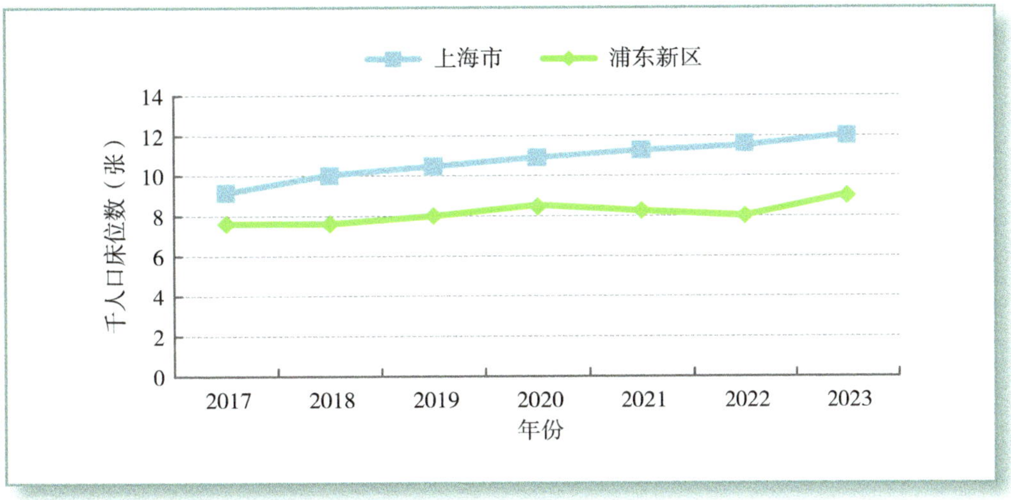

注：各年度数据均按户籍人口统计。

图 1-19　2017~2023 年浦东新区与上海市的千人口床位数

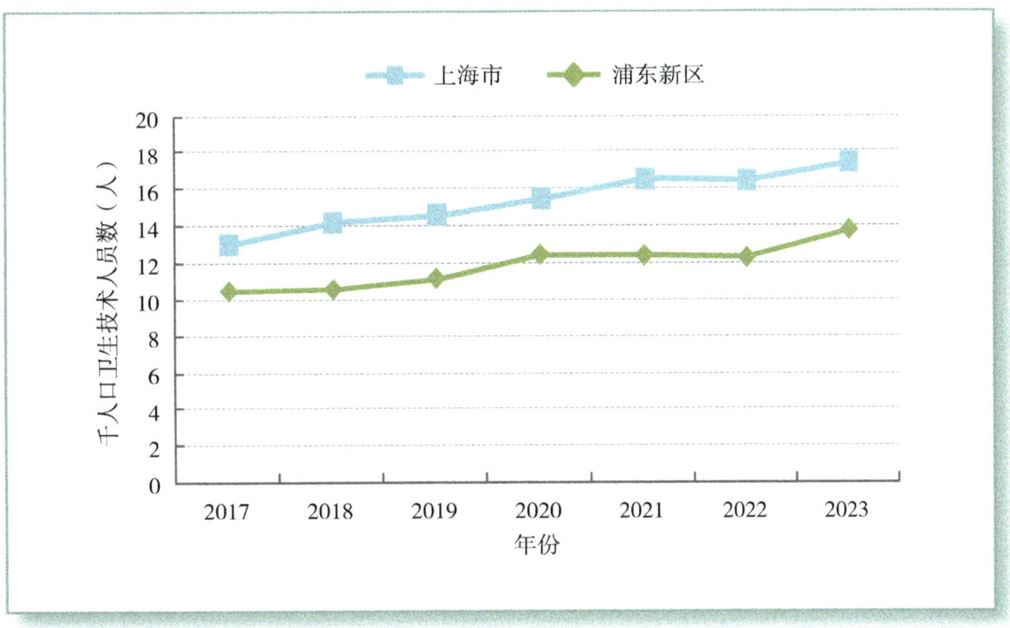

注：各年度数据均按户籍人口统计。

图 1-20　2017~2023 年浦东新区与上海市的千人口卫生技术人员数

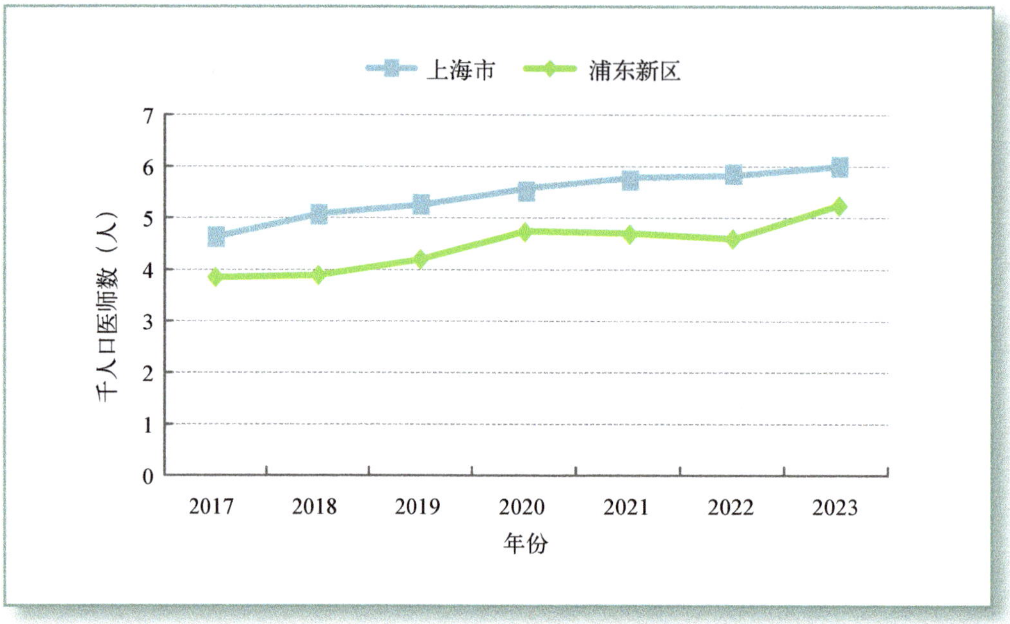

注：各年度数据均按户籍人口统计。

图1-21　2017~2023年浦东新区与上海市的千人口医师数

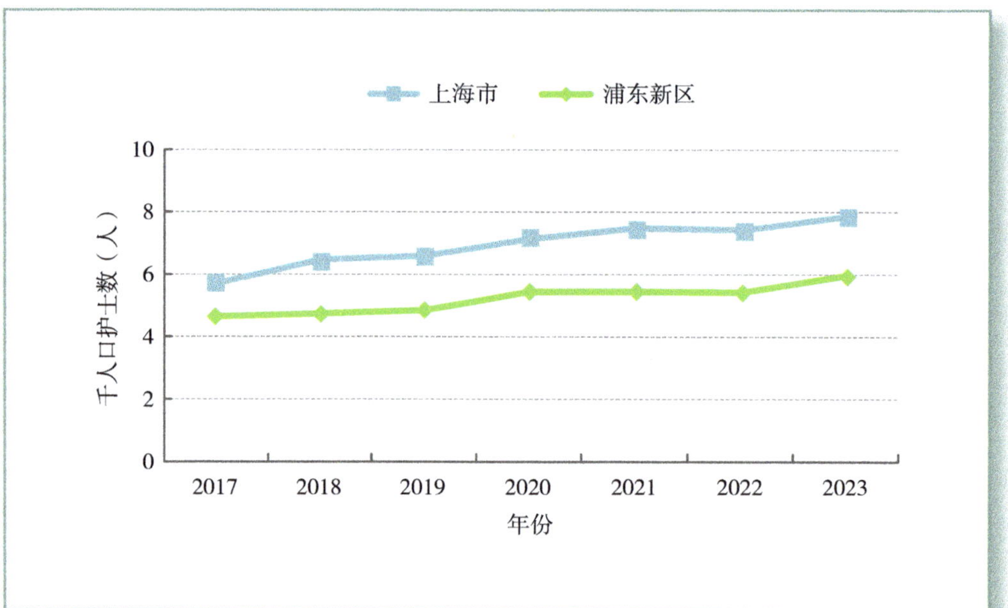

注：各年度数据均按户籍人口统计。

图1-22　2017~2023年浦东新区与上海市的千人口护士数

第二篇

改革实践

一、深化行政审批制度改革，提升服务与治理水平

（一）着力夯实改革举措，探索有“高度”的产业集群

在巩固、常态化落实“一业一证”“证照分离”“准营即入制”等改革举措基础上，进一步助力浦东新区打造生物医药世界级产业集群，先行先试探索完善与人体健康相关ABSL实验室备案“一业一证”行业综合许可工作路径和方法，会同区科经委联合制定《浦东新区试点开展与人体健康相关ABSL-2实验室备案的意见》，试点发放浦东首张ABSL-2实验室备案凭证；配合区文旅局开展民宿“一业一证”行业综合许可。同时，进一步落实“证照分离”诊所备案工作，颁发上海市首张婚前医学检查、产前筛查的母婴保健技术服务执业许可证。

（二）提升数字治理能力，打造有“温度”的监管环境

浦东新区持续探索推进“互联网+监管”模式，通过实战运行和智能迭代，实现通过系统后台数据归集和交换，实现运行体征全要素管理。同时借助5G通信，物联网和数字化设备，通过图文识别、障碍物感知等前沿技术开展智能预警监控，实现智能监管全流程闭环。建立风险监管和信用监管数据模型，对高风险低信用机构自动增加监管频次和加大全项彻查力度，真正实现优质机构无事不扰。新启动“智慧卫监”项目，更好用好数字治理，不断提升监管智能化。

（三）助推政务服务效能，构建有“精度”的服务体系

持续深化“一网通办”改革，打造“智慧好办2.0版”，积极落实公共服务事项标准化建设基础上，积极推动“免申即享”“一件事”“好办”“快办”“领导帮办”“办不成事”等便利化、智能化改革探索，全面提升政务服务标准化、规范化、便利化、智慧化水平。持续加强宣传引导提升“一网通办”品牌知晓度，不断提高线上线下全方位服务体系的公众可及性。

二、打好医产融合组合拳，助力生物医药产业发展

（一）完善工作架构，强化部门协同

为加强医疗事业与生物医药产业融合发展，打造生物医药临床研究和产业创新高地，推动生物医药临床研究、成果转化、临床应用和产业升级，浦东新区卫健委与浦东新区科经委、浦东新区市场监管局建立协同工作机制，联合印发《浦东新区关于加强产医融合促进生物医药产业高质量发展的实施意见》，明确工作目标和任务举措。浦东新区卫健委增设生物医药促进处，统筹推进医产融合工作，并将医产融合作为浦东新区卫健委的年度重点工作。

（二）积极搭建平台，强化医企协同

组建“浦东新区临床研究和应用联盟”，开发“浦东新区医产融合创新策源平台”，联盟发挥桥梁纽带作用，平台搭建医疗与产业融合发展的舞台，助推临床研究、成果转化、产品推广等业务对接，实现政策推广、工作推进、信息互通、资源共享、学术交流等功能。搭建医疗与生物医药产业之间的沟通渠道和对接平台，帮助医企双方在资源、项目、信息等方面实现精准对接。

（三）加强支持引导，推动临床试验

将医院开展临床试验量值纳入公立医院绩效考核指标体系，鼓励医院开展临床试验。加强临床试验规范化管理，组建临床试验管理质控组，开展质控检查和业务培训，提高临床试验质量和能力，实施健康中国战略，建立健全基本医疗卫生制度，加强和完善公立医院管理，坚持公益性，调动积极性，引导三级公立医院进一步落实功能定位，提高医疗服务质量和效率，推进分级诊疗制度建设，为人民群众提供高质量的医疗服务。

（四）加强临床应用，促进科技创新

制定《浦东新区创新药械产品推荐目录》和《浦东新区重点工业企业产品推荐目录》，纳入目录的产品，区属医疗机构限时入院并优先使用，逐步实现临床医疗与生物医药产业相互带动、相互支撑、协同发展，为生物医药产业提供源动力。

（五）加强宣传调研，做好政策宣介

召开政策发布会，并依托“浦东新区临床研究与应用联盟”定期开展论坛活动，持续提升宣传效应。同时广泛开展企业调研，积极宣传医产融合政策，了解企业需求，加强沟通交流，解决实际问题。

三、赋能医院高质量发展，促进医疗服务能级提升

（一）打造高质量发展浦东样板，试点先行先试

浦东新区依据国家和上海市政府关于公立医院高质量发展的文件，于2023年制定并实施了《推进浦东新区公立医院高质量发展的实施方案》，旨在通过改革创新、学科建设和信息化手段，提升公立医院医疗服务、管理和科研教学水平，构建与居民健康需求相适应的卫生健康体系。浦东新区东方医院入选上海市公立医院高质量发展试点，第七人民医院和浦东医院成为辅导类试点。这些医院均制定了高质量发展方案，针对关键指标设定阶段目标，并实现了CMI值和四级手术占比的增长。同时，区属17家医院也制定了个性化方案，推动项目落地，如支持东方医院心血管专科建设和技术创新中心，推进浦南医院脑卒中救治项目。

（二）推进区域医联体建设，强化优质资源整合

为响应国家及上海市医联体建设要求，浦东新区自2018年起推进医联体建设，形成“区域+专科”多元化形式。现已建立9大区域医联体和多个专科医

联体，并计划建立更多合作。同时，浦东新区以医联体建设业务紧密联动为抓手，构建“市级医学中心－区域性医疗中心－社区卫生服务中心”医疗格局，落实分级诊疗就医模式。2023年8月，浦东新区印发深化医联体建设方案，通过“一个坚持，六个不变，五个共享，七个任务”，提升医疗服务同质化水平，落实分级诊疗，为群众提供公平、连续、高效的医疗服务。

（三）研制高质量发展评价体系，完善医院运营管理辅助决策系统

一是围绕党建引领、能力提升、结构优化、创新增效、文化聚力五方面内容，结合医联体、医产融合等委重点工作，研究制定《浦东新区公立医院高质量发展评价指标》，完善浦东新区卫生健康委员会公立医院高质量发展指标评价体系，并与全国二级和三级公立医院绩效考核工作有机结合，充分发挥指挥棒作用，引导医院实现高质量发展。二是公立医院运营管理辅助决策系统，并逐步完善系统功能。通过深度挖掘区属医院健康医疗大数据，以大数据病种分析为核心，综合运用信息化手段，建立完善基于区属医院收入支出、费用结构、药品耗材、病种指数等量化指标的监测机制，实现实时、动态、过程化管理。

（四）构筑区校合作平台，加快推动附属医院创建

2023年，浦东新区两家区属中医医院挂牌上海中医药大学附属医院，未来医院将依托上海中医药大学优势，夯实教学基础，增进实践，拓展思路，挖掘亮点，提升能力。此次挂牌和名中医传承工作室揭牌，展示了医院“创三、创附、创顶流”的决心，医院将进一步构筑教学科研平台，打造名医、名科，建设有特色、有内涵、有情怀、有温度的高水平大学附属中医综合性三级医院。

四、提升社区卫生服务能力，筑牢基层卫生服务网底

（一）加强顶层设计，建立健全“1+9”政策体系

2023年，浦东新区依据主题教育要求，围绕“以基层为重点”制定社区卫生服务能力提升“1+9”政策体系。其中，“1”是实施方案，重点聚焦目标、

服务与资源，解决突出问题。“9”为配套文件，涵盖家庭医生签约、数字化转型、基本病种清单等。此方案结合区域实际，提出硬件标准化、中心全覆盖等标准，并创新公共卫生总师制度等措施，促进服务和管理升级。

（二）强化部门协同，推进社区卫生服务中心达标建设

2023年，浦东新区卫生健康委员会联合规资局、发改委、财政局及相关街镇，在15分钟医疗卫生服务圈100%全覆盖的基础上，结合现代化城区三个圈层建设，制定社区卫生服务机构达标建设“一街镇一方案”，加快推动相关街镇社区卫生服务设施建设。全年共有申港新建、万祥迁建、北蔡第二新建、上钢分中心新建4个社区卫生服务机构项目建成，新增床位420张，凌桥迁建、康桥第二新建、周浦分中心新建3个项目全力推进建设，孙桥社区等2个项目即将开工，8个社区项目已纳入储备。同时，完成3个社区卫生服务站新建，确保15分钟服务圈100%覆盖。

（三）促进资源下沉，强化社区基本医疗服务功能

1.配齐配强社区医疗检查设备

浦东新区所有社区基本设备应配尽配并全覆盖配置CT、移动DR、肺功能检测仪、心脏超声“四件套”，建立放射、心电、检验等区域辅助诊断中心。2023年度社区CT业务量已达4.5万人次，居民对家门口CT检查高度好评。

2.强化医联体协同联动发展

各医联体牵头医院均开设社区服务专窗，社区转诊患者享有优先就诊、优先检查、优先住院。全面下沉专家门诊，引导上级专家参与基层学科建设，鼓励高水平的学科专家、专业领域的知名医生设立专家工作站，目前社区卫生服务中心设立297个社区专家工作室，部分社区开设双休日专家门诊，更好地惠及有就诊或陪诊需求的在职人群。联合病房全覆盖运行，发挥医联体牵头医院优势学科辐射效应，将稳定期、康复期患者转至社区联合病房，由上级医院医护团队下沉查房和带教，提升社区医疗水平和床位使用率，形成有序的急慢分治、上下联动的分级诊疗秩序。

3.推动社区药品目录扩容增量

建立医联体内统一药品目录并实行动态调整机制，除医保限定和不适宜在

社区使用的药品种类外，基本实现社区卫生服务中心与医联体牵头医院药品配备同质化。加强药事服务和前置审方，保障社区患者在医联体内的用药连续性。目前，社区卫生服务中心平均配备药品数较2022年底增加400余种，社区卫生服务中心与医联体牵头医院药品吻合度超过80%，并将持续优化扩容。

4.持续夯实基本医疗服务水平建设

在社区全科医疗的基础上，积极开展妇科、儿科、康复、口腔、精神卫生、皮肤、眼耳鼻喉科等专科服务，印发《浦东新区社区医疗服务基本病种清单(2023版)》，在上海市清单基础上，增补了28个病种。社区平均设立13个一级诊疗科目，最多达到17个，平均开展基本病种120种，30家社区可开展囊肿切除、清创缝合等外科小手术。开设腹膜透析中心、消化内镜中心等特色服务，积极打造社区“一院一品”。

5.凸显社区中医主阵地作用

以国家中医药发展综合改革试验区和“中央财政支持中医药传承创新发展示范试点项目”为契机，启动中西医结合旗舰社区卫生服务中心3家，建设社区中医特色专病专科建设项目10个，设立上海市名中医工作室基层工作站18个，完成上海市中医药示范社区卫生服务站（村卫生室）9个，中医全科新模式全覆盖建设。

（四）加强健康管理，做实做优家庭医生签约服务

1.积极拓展家庭医生签约服务覆盖面

一是持续加强家庭医生宣传力度。通过世界家庭医生日、医师节、护士节、残疾人健康日等活动，提升家医团队的影响力。充分发动街镇居（村）委的力量，协同家医团队下居（村）委提供零距离健康服务，营造家庭医生签约服务的良好氛围。二是持续提升家医签约服务可及性。在确保重点人群签约的基础上，推动个人签约向家庭签约转变，通过门诊医疗、疫苗接种、健康体检、义诊科普等多种方式，不断提升常住人口签约率。三是持续优化家医服务对象的结构性。关注“一老一小、重点人群、特殊人群”签约。积极与学校签约共建，稳步提升中小学生、幼儿签约率，做好“一老一小”签约服务工作。做好统一需求评估2~6级人士、残疾人和计划生育特殊家庭等人群的签约服务工作，实现有需求的人群签约服务全覆盖。

2.持续丰富家庭医生签约服务内涵

一是“互联网+签约服务”，签约流程便利快捷。推进线下签约向线上线下相结合转变，不断提升互联网签约服务规范率和响应率。2023年度互联网签约响应率100%。二是完善健康管理服务，为签约对象规范建立并定期更新健康档案，强化落实重点人群的健康指导、健康管理与健康监测，规范做好慢病管理工作，提升高血压、糖尿病规范管理率及有效控制率。按年度开展签约居民健康评估，出具健康评估报告，并逐步覆盖至所有签约居民。三是强化医防融合，实现全周期大健康。形成以家庭医生为核心的紧密型团队提供多维度、多生命周期的医疗健康服务。四是拓展服务外延，全人群覆盖可及。家庭医生定期至养老院、综合为老服务中心、日间照料中心、功能社区、智慧健康驿站及健康小屋进行巡诊。

3.做实做强家庭医生签约服务管理

围绕有效签约、有效服务、有效管理、有效健康管理四个“有效”，做实做优家庭医生签约服务，成立家庭医生签约服务质控管理工作组，加强家庭医生签约服务质控管理力度。强化对全科团队长、家庭医生的考核与奖惩制度。做好签约服务费分配，形成正向激励机制。有效提升浦东新区家庭医生签约服务水平，使家医签约服务向标准化、规范化、优质化迈进，签约居民满意度保持较高水平。

（五）拓展服务内涵，积极推进社区三大中心及标准化口腔诊室建设

自2021年始，依托为民办实事项目，2023年继续创建第三批5家示范性社区康复中心。浦东新区社区康复中心在硬件场地、设施设备、人才引育、机制建设和数据赋能等方面持续发力。一是广覆盖，持续完善三级康复服务网络。浦东新区共建成24家示范性社区康复服务中心，覆盖50%以上社区，九大医联体100%覆盖。二是建机制，构建有序康复分级诊疗体系。持续完善浦东新区康复医联体运行机制，以康复联合病房、远程会诊等多种形式加强康复医联体建设；整合浦东新区残联、社会志愿者等多方力量，全面提升社区康复服务供给水平。三是智慧化，持续构建现代化康复服务平台。配置上下肢主被动机器人、天轨等成套现代智能康复设备，建设标准化的康复诊疗模块和信息采集系统。四是育特色，持续擦亮“一院一品”康复品牌。24家示范性康复中心全部打造“一院一品”康复品牌，如北蔡社区的嗓音言语吞咽康复、金杨社区的心脏康复、三林康德的精神康复等。建成第一批4家市级护理中心和5家市级标准

化口腔诊室。社区慢性病健康管理支持中心全覆盖。

五、聚焦中医药传承创新，推动中医药服务提质增能

2023年，在财政部、中医药局的支持下，浦东新区成功入选中央财政支持中医药传承创新发展示范试点项目。浦东新区全面统筹各类要素，积极推进示范试点项目建设，重点围绕管理、技术、人才、服务模式四大领域进行改革创新。

（一）中医药管理体系创新

推进中医药立法工作，《上海市促进浦东新区中医药传承创新发展若干规定》立法计划被上海市人大列为正式项目。明确浦东新区各级各类公立医疗机构均设置中医药发展管理办公室，举全院力量做好中医药发展相关工作。推进医保支付方式改革，扩大按病种支付试点单位范围，在原有3家中医医院试点基础上，将2家综合医院、1家专科医院、1家社区卫生服务中心纳入试点。

（二）中医药技术传承创新

进一步健全师承教育体系，立项15个“中医高级师承人才培养”项目，完成2023年度中医高级师承人才培训班，新成立16个含国医大师、全国名中医、上海市名中医在内的传承工作室以及18个上海市名中医工作室基层工作站；成立了浦东新区中医药适宜技术培训推广中心，主要职责为开展中医药适宜技术遴选、培训、推广应用、再验证、考核等；启动2个研究型中医医院、1个中医临床医学研究中心、1个中医研究型学科建设。

（三）中医药人才培养模式创新

完成首批“中医护理知识与技能培训”，培训学员190人，推进形成浦东新区同质化、优质化中医特色护理服务；完成新一轮“非中医类别执业医师预防保健服务规范化培训”，培训学员301人，实现浦东新区中西医结合公共卫生条

线人员应培尽培；启动首批两年半制“西医学习中医在职培训”专班，培训学员150人，培训合格者可对执业范围进行加注，开展中医诊疗工作；推进实施中医联合体人员“双聘”机制，建立医联体内双向人员互聘、柔性流动制度，目前，已有15位基层骨干入选“双聘”名单。

（四）中医药服务模式创新

开展医疗机构中医科室、中医设施设备、中医诊疗科目、中医药人员配置、中医诊疗技术、中医药人文六项标准制定，促进中医药工作标准化、规范化、科学化发展；启动新一轮中医医联体建设，构建以2家市属三级中医医院为责任单位，相关区属中医医疗机构为片区核心单位，综合医院为协同核心单位，社区卫生服务机构为社区成员单位的组织框架，以不少于20个市级以上优势特色专科、专病临床协作为纽带，打造以“区域+专科专病”为特色的中医医联体新模式；聚焦一院一品牌，启动2个中医高峰学科、5个中医高原学科、8个中医特色学科建设，以及10个社区中医特色专病专科建设，打造中医药优势专科专病品牌体系；推进医疗服务模式创新，在浦东新区中医医院建设了中医非药物疗法示范中心、4家专科医院建设了区级中西医结合专病诊疗中心、47家社区卫生服务中心全覆盖启动以中医全科为主，兼顾中医专病专科的“全专结合”中医全科诊疗服务模式建设；构建中西医临床融合协同发展新模式，提升区域内综合性医院（含专科医院）、社区卫生服务中心能级，1家综合医院、1家专科医院启动了区级中西医协同旗舰医院建设，3家社区卫生服务中心启动中西医结合旗舰社区卫生服务中心建设，5个综合性医院西医科室启动中西医协同旗舰科室建设；促进数据要素价值导向的智慧中医建设，指导上海市第七人民医院完成智慧中医医院建设方案编制，打造智慧医疗、智慧服务、智慧管理互为促进、互为补充、互为支撑、融合发展的“三位一体”智慧中医医院。

六、完善公共卫生体系建设，提升公共卫生安全保障

（一）开展医疗机构疾控专员试点工作

疾控监督员制度（以下称疾控专员）是全面贯彻落实习近平总书记关于

疾控体系改革发展的系列重要讲话和重要指示批示的具体举措。浦东新区作为国家试点区之一，研究并制定《浦东新区医疗机构疾控专员制度实施方案》，积极探索浦东新区医防协同、医防融合机制的创新举措。2023年9月19日顺利召开“浦东新区医疗机构疾控专员制度试点工作启动大会”，首批疾控专员和专员助理28人。全职入驻浦东新区九大医联体，全覆盖指导64家区属医疗机构和58家社会办医院传染病防控。试点工作从疾控专员工作的组织架构、遴选培训、工作任务、制度规范、政策保障、考核评估等方面入手，逐步探索总结“一套方案，两类培训，三层保障，四项成效”的疾控专员制度“浦东模式”。

（二）落实新冠疫情乙类乙管防控举措

制定浦东新区新冠疫情监测预警响应方案，组建监测专班，围绕人群监测、事件监测、病原学监测、血清学监测、环境监测和其他影响因素监测共“六个维度”开展新冠疫情强化监测，落实各类监测点150个，开展周报、日报、专报，并针对流感、新冠、肺炎支原体等呼吸道传染病波动及时开展预警研判，定期撰写总结、研判简报。

（三）建立浦东新区多源预警监测机制

根据上海市《关于加快推进本市传染病疫情报告管理信息系统全面应用和传染病综合监测预警与应急处置平台建设的通知》和《关于做好传染病综合监测预警平台部署应用前期准备工作的通知》，对浦东新区各级医疗机构部署基于多源数据的传染病综合监测预警和应急处置信息平台。浦东新区以“测量疾病负担—探寻危险因素—落实干预措施—评价措施效果—优化防控策略”为工作思路开展急性传染病监测预警工作。一是织密监测网络，掌握疾病风险。充分利用浦东新区作为全国首批多病原监测试点、流感疾病负担研究试点地区的优势，建立智慧化预警多点触发机制，将预警关口从就诊前移至发病，从病例精准至病原，从医院普及至社区，获得更加准确、全面的人群疾病监测信息。二是加强风险研判，提供政策依据。由于近年防控策略改变、人群“免疫债”等原因，流感、新冠、手足口病、登革热等常见和少见传染病年内先后出现疫情波动。基于病例标本监测结果、社区居民随访结果进行分析，掌握传染病病原谱和风险人群画像，落实落细“多病同防”防控策略。

（四）完善基层疾病预防控制网络

浦东新区持续完善网格化基层疾病预防控制网络，突出疾控中心－医疗机构－社区卫生服务中心在疾病防治网络中的核心地位，通过精细化、科学化的管理，采取积极性的行动保护居民健康。重点关注孕产妇、婴幼儿、学生、职业人群和老年人健康。强化妇幼保健工作落实，社区卫生服务中心开设妇保儿保门诊，确保妇幼保健服务的可及性；加强卫生－教育防病联动，依托学生因病缺勤缺课系统，开展网格化防病工作，着重学生人群呼吸道传染病防控、伤害预防与健康体检工作；针对职业人群因地制宜开展以“职掌健康”为代表的符合企业所在地特点的职业人群健康促进工作；突出针对社区老年人群的慢性病防控重要性，引入医防协同、医防融合、医养结合为代表的创新性的慢性病综合服务管理模型，以社区卫生服务中心为枢纽，社区卫生服务站与村卫生室为阵地，实施老年人慢性病管理与健康促进，延长寿命，改善老年人健康水平。

七、创新医疗卫生服务模式，增强重点人群卫生健康获得感

（一）创新药品供应保障机制，更新医联体用药目录

建立医联体内统一药品目录和医联体内常见慢性病用药目录，切实推动区域内二、三级医疗机构与社区卫生服务中心的用药衔接，特别是常见慢性病用药衔接。已落实国家基本药品目录685品种配置，确保有市场供应的基本药物做到可供均可配。加强上级医疗机构药师下沉社区开展用药指导和帮扶，推动医联体内开设联合药学门诊，落实合理用药进社区活动。

（二）创新护理医疗服务模式，进一步深化优质护理

2023年持续推进专科护理建设工作，设立伤口/造口护理、静脉导管护理、糖尿病护理、中医护理、腹膜透析护理五个护理专科门诊实践基地，由浦东医院、东方医院、公利医院、第七人民医院与周浦医院分别承担基地建设任务，打造标准化、规范化、同质化护理专科共同体。在浦东新区深入推进“互联网+

护理”试点工作，探索符合浦东特色的“互联网+护理服务”管理制度、服务模式、服务规范，依托互联网更好地将护理服务延伸至社区，进一步满足人民群众多样化、多层次的健康服务需求。遴选素质优、基础好、实力强的护理工作专业骨干及研究项目参与上海市卫健委、上海市护理学会开展的各项评优评比工作，不断提升浦东新区护理专业竞争力。开展“浦东新区5·12护士节”系列活动，关心关爱护理工作者，提升护理人员职业荣誉感与工作积极性，促进护理人员知识更新，思维创新及技术创新。

（三）推进社区居家养老工作，完善养老机构医养结合

优化老年健康服务设施布局。目前已实现区级综合医院、社区卫生服务中心老年友善医疗机构全覆盖。着力建设以综合医院为支撑，以社区卫生服务机构为基础，以护理院、养老服务机构内设医疗机构等为补充的整合型老年医疗卫生服务网络。优化老年医学、康复医学资源配置。丰富老年护理床位供给。部分二级及以上综合医院已设置老年护理病房，社区卫生服务中心基本实现老年护理病房全覆盖。因地制宜，加快为老服务机构与医疗机构同址或毗邻设置。全面实现“综合为老服务中心+互联网医院”服务功能，采取“线上线下相结合、互联网服务全覆盖”的服务模式，已实现浦东新区所有综合为老服务中心互联网医疗服务全覆盖，切实解决综合为老服务中心及周边老年人日常诊疗及配药需求。

支持养老机构内设医疗机构，养老机构申请内部设置诊所、卫生所（室）、医务室、护理站的，实行备案管理。在养老机构试点开展社区卫生服务中心院外执业许可，设置社区卫生服务工作站。夯实社区卫生服务机构与为老服务机构的签约共建服务，目前所有社区卫生服务中心均与辖区内的养老机构签约提供医疗服务，签约共建率达100%。促进卫生资源与养老机构的紧密融合，持续推进医疗机构与养老机构同步规划、同步设计、同步建设。周家渡医养综合体项目已投入使用；申港和上钢医养综合体也于2023年完成。推进“养老机构+互联网医院”服务，目前浦惠明川养护院、新金桥金杨养老院等20家试点养老机构与三级医院合作开展“养老机构+互联网医院”服务，使互联网医院覆盖床位近5 000张，通过“互联网医院+养老院”医养结合创新模式，开设专属线上就诊通道，为养老机构提供便捷可及的优质医疗资源，为老年人提供上门评估、在线咨询、预约挂号、复诊续方、医保结算、药品配送、绿色通道和健康科普等服务，满足养老机构老年人多学科慢病诊疗等需求，打通医养服务的

“最后一公里”。

（四）创新健康宣教形式，广泛开展健康科普宣传教育

与浦东新区医学会健康促进（科普）专委会合作，邀请新区二、三级医院医生，持续推进“健康知识进社区”系列科普讲座。聚焦健康热点话题，采用线上线下相结合的形式，同时组织发动浦东新区各医疗卫生机构积极参加“第一届上海市健康科普推优选树活动”“2023年度上海市健康科普专项计划和健康科普人才能力提升专项申报”“上海市企业健康促进优秀案例征集推选活动”“2023年上海市健康教育技能比武大赛”等各类活动，荣获多个团体、个人奖项。

开展“感恩母爱·护‘她’健康2023年母亲节暨母乳喂养日健康教育活动”等妇幼健康教育活动。开展浦东新区妇幼健康职业技能竞赛，组成浦东代表队参加市级复赛，区卫健委荣获团体一等奖、优秀组织奖。推进“中医综合干预产后便秘等症候”中医妇幼保健储备项目。

联合浦东新区教育局举办“关注普遍眼健康，眼绎‘睛’彩大‘视’界”上海市浦东新区第28个全国爱眼日大型主题宣教活动，在浦东新区清流中心举办护眼科普进校园宣讲活动。在暑期启动爱眼护眼形象大使征集活动，组织开展“守护明眸——21天科学用眼行为习惯养成计划”。开展浦东新区“世界卫生日”精神心理健康暨“浦东青春守护计划”主题活动。在华高小学、建平西校、洋泾中学、振华经贸学校和外事服务学校开展心理健康月宣传活动，通过心理讲座、心理咨询、科普宣传等活动，提升家长、学生和教师的心理健康意识。

（五）深化人口监测与家庭发展改革，提升基层队伍业务水平

2023年浦东新区继续深化人口监测与家庭发展服务管理改革。制定实施《浦东新区2024年度计划生育工作考评办法》，加强街镇、村居、社区事务受理中心基层队伍业务培训，提升基层队伍的业务水平，推进落实行政事项改革，认真落实“一网通办”“好办”“免申即享”等民生服务项目。办理再生育相关审批42例；《独生子女父母光荣证》办理1 661例；审核年老退休一次性奖励2 366人，农村部分计生奖励扶助64 778人。配合组织部及其他部门完成国家级荣誉、市级荣誉、浦东新区换届等评优评先计划生育审核4 934例。

八、加强卫生人才队伍建设，凝聚医疗卫生智慧力量

（一）谋篇布局，强化组织领导

浦东新区卫生健康委员会建立“中共上海市浦东新区卫生健康委员会卫生人才工作领导小组”，充分发挥卫生健康工作党委在人才工作中纵览全局、协调各方的领导核心作用。做好顶层设计，多部门联动保障人才政策落地落细，联合制定人才发展规划、学科建设与人才培养等配套方案；联动建立“卫生高层次人才库”“卫生优秀青年人才库”；联席开展人才分类认定，召开会议研究推进政策细化，共同助力卫生健康人才发展。制定卫生人才发展目标，积极开展引才育才工作，不定期召开人才工作推进会，切实了解用人单位和人才需求，上下联动推进人才政策有效实施。

（二）多措并举，开辟引才路径

浦东新区卫生健康委员会积极搭建引才平台，一是通过举办春季、秋季卫生人才招聘会，公开招录各类卫生人才。二是基层单位通过联合招聘，不断释放浦东卫生人才需求的信号，“一把手”主动出击，前往国内重点城市，与意向高层次人才和团队亲自商谈。三是“组团式”引才，积极对接高校人才，区域综合性医院主动牵头，带队前往多地开展校园招聘会。同时浦东新区通过线上线下政策宣讲，不断提高卫生人才政策知晓度和影响力。一是建立浦东新区卫生人才政策宣讲员制度，成立“百人宣讲团”，负责在各类招聘会、学术团体会议、医院中层干部会等宣传人才政策。二是坚持线上线下双线联动，通过微信公众号、各单位自建和公共招聘网站等渠道，发布人才政策信息；通过印发人才政策宣传折页，把政策信息推送给高校毕业生、规培医学生及各类应聘人员。

（三）交叉融合，深化人才培养

浦东新区卫生健康委员会建立业务发展、学科建设、能力提升与人才培养

相融合机制，引领人才发展布局新高度。一是依托浦东新区临床医学高峰高原学科建设项目，培养卫生高层次人才。二是借助高层次导师引领人才培养，根据“高层次人才与青年人才结对传承”的带教要求，经认定的卫生高层次人才即获得了高层次导师带教资格，每年带教2~3名医学人才。三是依托“浦东新区医产融合创新策源平台”“浦东新区临床研究与应用联盟”等创新项目，助力高层次人才加速临床研究与成果转化；以中央财政支持中医药传承创新发展示范试点项目，推动中医药人才发展布局再创新高度。

（四）激发活力，优化成长环境

浦东新区卫生健康委员会优政策，助安居，将人才“流量”转化为人才“留量”。一是打破岗位限制加快卫生健康高层次人才、优秀青年人才和急需紧缺专业人才引进。二是充分借助浦东工程系列生物医药专业高级职称评审通道，进一步为卫生系统生物医药领域人才拓宽职称发展通道。三是积极落实人才安居政策，为卫生人才提供适宜的住房保障。四是做好高层次人才子女入学、配偶就业等综合保障服务。

九、深化卫生健康数字化转型，赋能数智化医疗创新发展

（一）推进“便捷就医服务”数字化转型3.0工作

2023年10月，“便捷就医服务”数字化转型2.0项目完成终期验收，实现电子票据、智能诊后随访、基于区块链的中药代煎、智慧急救升级版等功能。在已有的“便捷就医服务”数字化转型1.0和2.0基础上，浦东新区卫生健康委员会进一步整合拓展相关成果，以“随申办”移动端作为总入口，根据上海市数字化办《2023年度上海市“便捷就医服务”数字化转型3.0工作方案》文件要求，结合浦东新区区域内现有的信息化基础设施以及区属医疗机构在便捷就医服务方面的实际情况，结合推进互联网医院多学科会诊、一键式病案服务、云陪诊服务、云胶片服务、医保电子处方中心、互联网医院专区服务六大应用场景，建设基于区块链的物联网管控平台、建设基于区块链的跨域个人健康档案共享、建设基于区块链的商保理赔服务和针对社区签约居民年度健康评估、针

对性科普信息推送四项创新亮点，建设成功打造了一系列创新应用场景，不仅提升了患者就医的获得感及体验度，更促进了医疗行业向数字化时代的转型和革新。

（二）健全“互联网+医疗健康”服务体系

着力加快推进数智化医疗创新，推进“互联网+医疗”发展，实现互联网医院服务量逐年递增。拓展“数字家门口卫生服务”范围，提升互联网医院远程咨询的响应时间和效率，浦东新区64家医疗机构完成精准预约科室覆盖率100%，实现预约病人30分钟内就诊、医联体转诊病人15分钟内就诊。不断优化区域心电平台，确保心电项目在30分钟内出具诊断报告。推动医疗机构检验检查互认工作，力争互认率达到100%，当前浦东新区互认率达到98%以上，稳居上海市前列。持续推进“互联网+护理”工作。以东方医院与其医联体内的社区卫生服务中心为试点，将便捷、高效的护理服务延伸至社区和居家。打造“浦药快线”药品配送模式。健全“互联网+医疗健康”服务体系，进一步优化药品配送环节，拟与上药控股有限公司、国药控股股份有限公司、上海浦东新区医药药材有限公司签订《浦东新区药品配送服务战略合作协议书》，为社区居民提供更便捷、更及时、更优惠的药品服务。智慧急救推动“上车即入院”，实现院前院内有效衔接。327所村卫生室实现“互联网+村卫生室”全覆盖，为村民提供上级医院优质线上互联网服务。

研究和推进全要素平台建设，建立和完善医疗卫生数据治理和应用体系，加强数据共享。集聚医疗卫生高质量发展、中医药发展综合改革试验区、生物医药产业等重点工作，落实卫生信息技术智慧赋能。加强和落实浦东医疗卫生健康行业网络安全工作，牢牢守住城市数字化转型的网络与数据安全底线。积极建设公立医院管理辅助决策平台、社区卫生综合管理平台、多点触发传染病综合监测预警响应平台等数值化应用系统。

（三）加快推进智慧社区医院建设

加快推进数智项目建设。积极推动“智慧医疗、智慧服务、智慧管理”于一体的智慧医院建设。加快推进“1+2+3+4+N”社区卫生信息化建设，在新场、大团高质量社区试点单位加快推进智慧社区医院建设，以数智技术促进“流程再造和智慧创新”为着力点，提供便捷、可及、主动、精准的健康服务，提高居民对社区卫生服务中心的满意度，增加居民在社区的就医意愿。

持续推进东方、七院、公利、人民、浦南等智慧医院建设，目前东方医院、七院两家高质量试点医院已形成成熟建设方案。在医院智慧医疗、智慧服务、智慧管理的“三位一体”智慧医院顶层框架下，结合浦东新区医院目前的实际情况，按照浦东新区智慧医院信息化建设指南“1+X”方案，规范和指导浦东新区的各个综合与专科医院信息系统的建设和运维管理，推动区域内各医院之间进行医疗卫生信息系统的互联互通、信息交换和信息共享，实现服务协同和资源共享，推动公立医院高质量发展。

（四）开展网络和数据安全风险评估

开展全覆盖飞行检查和网络安全专项检查，确保浦东新区内全年医疗卫生机构无重大网络安全事件发生。2023年8月至12月，在浦东新区区委网信办和浦东新区大数据中心的指导下，浦东新区卫生健康委员会参与了上海市委网信办组织的网络数据安全风险评估试点工作。浦东新区卫生健康委员会从数据资产出发，结合业务场景对“浦东卫健康”相关的数据安全管理、数据处理活动情况、数据安全技术风险及个人信息处理风险进行评估，发现潜在的风险隐患，实现了技术创新赋能风险评估管理。该项试点工作被评为优秀案例，得到了上海市委网信办的通报表扬。

第三篇

政研与规划

一、《关于全面提升浦东新区社区卫生服务能力的实施方案》

（一）总体要求

1.指导思想

以习近平新时代中国特色社会主义思想为指导，以人民健康为中心，以公益性为导向，构建与浦东新区功能定位相匹配的整合型、高品质、智慧化社区卫生健康服务体系。

2.基本原则

一是坚持党的领导、人民至上。贯彻党对社区卫生事业发展的领导，秉持人民至上理念，满足人民群众高品质健康服务需求。二是坚持政府主导、协同治理。坚持社区卫生事业的公益性定位，坚持政府托底基本医疗卫生服务，提升社区卫生服务的公平性、公益性和可及性。加强部门政策联动，形成协同治理机制。三是坚持问题导向、提质增能。坚持鲜明的问题导向，破除制约社区卫生发展的主要矛盾。推动优质医疗资源下沉和社区优质资源扩容，坚持中西医并重、全专结合，提升社区常见病多发病诊疗能力。四是坚持机制创新、数智赋能。强化家庭医生签约服务机制等方面改革创新。加快推进社区卫生数字化转型，构建社区健康服务智慧化发展新格局。

3.发展目标

构建与社会主义现代化建设引领区相适应的现代化社区卫生服务体系，提供更加公平可及、整合连续、高效优质的社区卫生服务，推动实现基层卫生健康高质量发展新格局。

一是服务网络布局更加完善。至2025年，社区卫生服务设施15分钟可达覆盖率达到100%，新建、改扩建一批社区卫生服务机构，50%以上的街镇完成或开工标准化建设项目，预计全区新增社区床位1 000~1 500张。二是基本医疗服务加速同质化。至2025年，基本实现社区医疗服务横向同质化，常见病诊疗与上级医院纵向同质化水平显著提升；基本实现社区康复中心、护理中心全覆盖。三是公共卫生服务能力不断提升。至2025年，基本实现社区健康管理中心全覆盖，健全公共卫生专业机构与社区卫生服务机构协同联动机制，社区基本与重大公共卫生服务全面达标，传染病、慢性病等健康管理能力明显提升。四是中医药服务传承创新发展。至2025年，中医特色专病（专科）服务实现社区卫生服务中心全覆盖，打造一批社区中医药特色服务品牌，社区中医药服务能力全面提升。五是分级诊疗建设取得新突破。至2025年，形成比较成熟的分级诊疗格局，社区门诊量占本区常住居民门诊总量的比例达到40%以上。

（二）转化整合理念，夯实基层卫生服务网底

1.提升社区基本医疗服务功能

以全科服务为核心，全专结合为导向，积极开展妇科、儿科、康复、口腔、精神卫生、皮肤、眼耳鼻喉科等诊疗服务。有条件的可以开展适宜外科手术，住院治疗以康复、护理、安宁疗护及特色专科治疗为主。建立社区基本病种清单，强化临床路径培训、考核与管理。加强辅助决策系统应用，逐步实现全区社区卫生横向同质化。以高血压病、糖尿病、高脂血症、高尿酸血症、骨质疏松症、慢性肾病等常见病为切入点，开展与上级医院纵向同质化试点。实现社区卫生服务中心（分中心）、社区卫生服务站和村卫生室服务能力矢向同质化。

2.筑牢社区公共卫生网底防线

提升重大传染病社区预警能力和应急医疗救治能力，推进社区公共卫生应急预备役队伍建设。推进居（村）公共卫生委员会建设。探索以医联体为单位建立社区公共卫生总师机制。聚焦失能失智老年人等重点人群和主要慢性病，坚持医防融合，强化社区综合防治。建设一批社区儿童早期发展基地和社区心理咨询点。

3.建立全生命周期健康管理模式

以家庭医生制度为核心，做实全生命周期健康管理，推进社区健康管理中心建设。强化以人为中心，以电子健康档案为依托，发挥中医治未病作用，提供风险评估、健康教育、随访管理等分级、连续、全程的健康管理服务。倡导健康生活方式，指导居民开展慢性病、心理健康等自我健康管理。

4.加快社区康复护理服务供给

发展门诊、住院、居家相结合的社区康复服务。对符合条件的行动不便、失能失智老年人和残疾人等，提供家庭病床出诊、居家康复护理和巡诊服务。优化社区卫生服务机构与养老机构、社区托养机构签约服务。开展居家和医疗、养老机构相衔接的安宁疗护服务。到2025年，全区60%以上的社区卫生服务中心完成示范性社区康复中心建设，创建一批市级社区护理中心。

5.推进社区成为中医发展主阵地

开展海派特色中医专病（专科）进社区行动。促进中医药融入社区卫生服务一体化发展，研制社区中医科室等相关标准。开展“社区名中医”等培养项目，探索在社区建立师承教育体系。实施中医医师“一人一技术”计划。通过中医医联体、名中医工作室建设和中医专家社区师带徒等推进中医优质资源下沉。到2025年，建设3个中西医协同旗舰社区卫生服务中心，每个社区卫生服务中心不少于1项中医优势专科（专病）。

6.发挥医联体资源共享协同效能

二级以上医院推行非急诊预约制度，引导非急诊患者在社区首诊。二、三级医院预留至少1/3专家号源向社区开放，相比较向社会开放号源至少提前1周时间。二、三级医院建立转诊工作责任制，在门诊设立社区服务专窗，对经家庭医生转诊的签约居民，优先就诊、优先检查、优先住院。家庭医生可开具并优先预约上级医院的适宜检查检验项目。加大上级医院对社区的学科、人力、技术等支撑，推动上级医院适宜科室专家下沉社区，鼓励在社区设立专家工作站。建立医联体“牵头医院－社区”联合病房管理机制。完善影像、心电、检验等集约化共享中心。打造“一院一品”，创建上海市社区卫生优秀项目品牌和中医诊疗特色品牌。结合医联体建设，加强社区肾病透析、胃肠镜检查、妇女两病诊治等服务供给，错位发展社区特色诊疗项目。

（三）深化内涵建设，做实家庭医生签约服务

1.扩大签约覆盖面

推进企事业单位、产业园区、商务楼宇、校园、养老机构等功能社区的家庭医生签约服务，鼓励以家庭为单元的签约。加强家庭医生团队与村（居）公共卫生委员会的有效衔接，将常住居民签约率作为街镇考核指标。至2025

年，本区家庭医生签约率达到45%以上，重点人群家庭医生签约率达到80%以上。

2.提升签约服务内涵

在全科服务基础上，结合居民需求，开展公共卫生、康复、护理、儿科、口腔等适宜服务。设计“签约服务包”为不同人群提供针对性签约服务。对重点人群实行分级分类管理服务。做实做优预约转诊、慢病长处方及延伸处方服务，利用“互联网+签约服务”平台，为签约居民提供互联网健康管理服务。

3.充实签约服务团队

鼓励街镇干部、企事业工会人员、社会工作者、健康管理师、养老顾问、长护险护理员、志愿者等协助参与签约服务。支持社会办医疗机构和功能社区内设医疗机构提供家庭医生签约服务，将符合条件且有意愿的相关机构纳入医保定点。

4.加强签约服务管理

加强签约服务质量控制，做实有效签约、有效服务、有效健康管理、有效控费。落实签约服务费标准动态调整机制，做好签约服务费分配，形成正向激励机制。

（四）优化要素配置，加强基本硬件供给保障

1.完善社区网络设施布局

加强人口导入、资源薄弱街镇的社区卫生服务网络布点。按照上海市社区卫生服务机构功能与建设指导标准，根据城乡不同特点，加快社区卫生服务设施标准化建设。到2025年，50%以上的街镇完成或开工标准化建设项目。合理增加社区床位设置，新建社区卫生服务中心按1~1.5张/千人口设置床位，每家至少设置100张床位。按照80~100平方米/千人标准逐步推进标准化建设，在此基础上，根据床位设置和高质量社区试点要求增加社区卫生服务中心建筑面积。推进社区卫生服务机构与养老机构毗邻设置。

2.合理增配社区医疗设备

配齐社区卫生服务机构基本设备配置。断层计算机扫描机（CT）、移动数

字化X线机（移动DR）、肺功能仪、心脏超声全区统配，有条件的社区可选配其他设备。鼓励完善急救、适宜专科、移动式检查、中医诊疗、血液透析等设备配置。加强医务人员操作培训，提高设备使用能力。

3.优化社区药品配备和供应

放宽社区基本药物用药比例限制，扩大非基本药物配备范围，加强与二、三级医院用药目录衔接，建立医联体内统一的药品采购目录和供应保障机制。实现全区医疗机构常见病用药目录一致。支持医疗机构中药制剂在符合条件的医联体内社区卫生服务机构调剂使用。加强上级医院药师下沉指导，探索建立区域处方前置审核中心。强化互联网医疗平台功能，为保障社区用药提供补充渠道。基于“上海中药云”平台，开展区域中药审方，强化中药饮片代煎配送和试点饮片可追溯全流程管理。

（五）强化学科人才，促进卫生质量显著提升

1.完善人才队伍编制保障

根据人口结构、新增床位数、专科设置与诊疗服务量等因素，动态调整社区卫生服务机构人员编制数，加强人员编制统筹使用力度。充分发挥浦东新区关于促进卫生健康人才发展的实施意见政策效应，积极引进和培养社区卫生优秀青年人才。扩大规范化培养全科医师的招录规模。

2.加强社区学科建设与发展

推进社区卫生服务中心积极创建大学（附属）社区卫生服务中心或临床教学基地。支持申报国家、市级规范化培训社区基地。打造以全科医学为特色的社区卫生示范学科。发挥区域高峰高原学科、专科专病联盟辐射作用，形成“1+X”模式，带动医联体内社区学科联动发展。建设浦东新区社区卫生实训中心。强化社区科研项目支撑作用，在科技项目遴选时单列社区项目。

3.促进社区人才培养和流动

积极打造“1+1”型全科医生，建立导师带教机制，组织参加国际国内人才研修班。完善社区医生继续教育和进修制度，原则上社区医生每五年至上级医院进修或多点执业3~6个月；选拔优秀社区医生至上级医院多点执业。做实上级医院、专业公共卫生机构医师晋升职称前服务基层制度，对晋升职称前医

师进行区级统筹。上级医院全科医师每年至社区多点执业不少于1个月。对社区非中医类别医务人员开展中医药技能培训，经考核合格后允许开展相应的中医药服务。

4.稳步提高社区绩效水平

统筹平衡社区卫生服务机构与公立医院绩效工资水平，稳步提高社区卫生服务机构绩效工资水平。加强绩效考核，优化内部分配结构，重点向一线岗位医务人员倾斜，鼓励优绩优酬。参照本市关于深化公立医院薪酬制度改革“两个允许”相关要求，探索在高质量社区卫生服务中心实施“两个允许”。

（六）细化数智手段，赋能社区卫生治理升级

1.打造社区智慧医疗应用新场景

加强数字基础建设，实现电子病历、电子健康档案等健康管理信息互联互通。推进电子健康档案应用水平达到五级以上。拓展应用临床智能辅助决策、智慧审方等数字化场景应用。建设互联网社区卫生服务中心。

2.拓展社区智慧便民服务新功能

快速、精准链接居民服务需求，建设集就诊服务、健康管理、便民服务于一体的便捷就医入口，提供无感支付、报告推送等便民功能。持续推进数字化转型建设，设置自助服务一体机，支持预约、挂号、支付及查询打印功能。提供智能分诊、检查检验结果互认、AI客服等智能服务，构建线上线下一体化模式。

3.建设社区智慧健康管理新系统

建设智能健康管理系统，整合不同来源健康信息，构建居民数字健康画像，形成健康信息采、评、管的闭环。依托物联网设备、人工智能设备，实现居家远程动态监测，助力医生进行个性化医疗干预和指导。

4.开发社区智慧监测运营新模式

建设社区卫生综合管理信息系统，强化计划、组织、实施、控制和评价各环节信息化手段，实现综合评价结果可视化展示与分析。打造全景式“监—管—控”智慧大脑，推进社区业务、经济、人力、财务资产等监测管理，推进

业务活动与经济管理深度融合。

（七）落实保障措施，加强系统谋划统筹推进

1.加强组织领导

各有关部门要充分认识社区卫生服务能力提升的重要性，认真做好相关工作的组织领导和管理，建立协调工作机制，强化部门联动，将各项工作目标和指标纳入考核，确保工作认真落实。

2.明确职责分工

明确各部门职责，共同推进方案落实。完善街镇、公安派出所、社区卫生服务中心常态化联动机制，鼓励企事业单位、社会组织共同参与社区健康治理。建立监测评估工作机制，定期对实施情况进行评估和督导。

3.加大多方保障

发挥财政资金、医保基金支付的引导作用，保障社区卫生服务中心公益性运行。完善政府主导、全社会参与的社区卫生多元化投入机制，探索商业健康保险合作机制。基本医保基金增量向社区倾斜，探索建立按人头、按病种、按床日付费等医保支付机制。对合理控费的社区，医保基金实行结余留用、合理超支分担。落实上海市社区卫生服务项目目录和价格的优化调整工作。

4.完善评价机制

健全社区卫生考核机制，将考核结果与医保支付、绩效核定、奖惩晋升挂钩。完善公立医院考核激励机制，引导二、三级医院支持社区卫生服务能力持续提升。

5.创新宣传引导

培育树立社区卫生服务中心名主任、家庭医生、公卫医生、社区护士等典型。加大家庭医生签约服务、分级诊疗理念，以及社区特色工作、特色服务、特色科室的宣传力度，发挥品牌效应，增强居民对社区卫生服务的认同感。

二、《浦东新区关于加强产医融合促进生物医药产业高质量发展的实施意见》

（一）指导思想

以习近平新时代中国特色社会主义思想为指导，坚持面向世界科技前沿、人民群众生命健康，以构建社会主义现代化建设引领区为指引，发挥浦东新区区域医疗服务高地和生物医药产业集聚优势，促进医疗与生物医药产业深度融合，聚焦临床研究、成果转化、临床应用等关键环节和生命科学、创新药械、人工智能等重点领域，优化要素配置，打造更高能级、更有活力、更可持续的生物医药产医融合生态系统。

（二）工作目标

瞄准“高端化、国际化、智能化”发展方向，以生物医药产业发展需求为导向，以完善生物医药产医融合生态系统为核心，提升临床研究策源能力，激发医学创新内生动力，支持创新药械产品临床应用，构建医疗事业与生物医药产业协同发展新格局。到2025年，医疗机构临床研究能力进一步增强，形成一批具有较强研究和诊疗能力的创新主体；产业生态进一步完善，形成“政产学研医”有机融合的产业生态系统；产业创新力进一步增强，形成一批具有国际水准的创新研究项目成果。

（三）主要任务

1.推进临床创新研究，打造生物医药产业推进器

（1）加强产医协同支撑

支持医疗机构与高校、科研机构、生物医药企业建立多种形式的创新联合体，开展科研合作与联合技术攻关，构建以技术、资本和人才为纽带的协同创新机制，微生物医药产业提供源动力。

（2）支持医疗机构开展临床研究和临床试验

推进研究型医院建设、综合医院设立研究型床位，鼓励医疗机构承接创新药械临床试验、申报备案国家医药临床试验机构。聚焦前沿优势领域，建立核

心项目清单，探索机制创新，实施一批关键核心技术（产品）攻关。

（3）鼓励开展真实世界研究

规范开展研究者发起的临床研究（IIT），为创新药械和诊断试剂研发、应用提供助力。支持药物研发、审评和对药物、疗法或医疗器械的安全性、有效性评价，探索对重要临床问题、患者需求的临床研究，为医疗服务评价、监管等提供决策支持。

2.推进创新研究公共服务，打造生物医药产业孵化器

（1）建立临床研究公共服务平台

成立浦东新区临床研究和应用联盟，实现统一的业务申请受理、医学伦理审查、业务资源分配、数据交换使用等，充分发挥行业协会等在产医融合发展中的行业管理和协调服务功能，探索以市场化机制和专业化服务，实现临床研究、孵化、市场等全产业链跨界融合。

（2）开展区域医学伦理审查互认

逐步建立和完善统一的医学伦理审查工作规则、专业培训体系和高效、包容的区域医学伦理审查互认机制，加快创新药械研发进程。

（3）促进医学科研公共设施开放共享

支持医疗机构结合自身学科优势引入专业化先进实验仪器设施设备，拓展专用科研场地，建设若干具有重要影响力的创新研究机构；加强院校合作，推动公共实验室等科研设施向浦东新区医疗机构开放共享，建设生物安全三级（P3）实验室。

（4）推动生物样本库信息化标准化建设

统筹区内生物样本资源，建立浦东新区生物样本地图，打造统一的管理体系、质控标准和操作规范，并完善临床治疗、样本源知情同意等相关信息，构建规范、高效的阳性生物样本、研发用血等人体组织材料获取渠道。

（5）推动健康大数据资源共享应用

建立基于临床研究需求的健康大数据资源共享应用机制，试点建设规范化、标准化、规模化的重点病种专病数据库，产生一批中国特色、国际水平的临床诊疗规范，形成一批首创核心技术，打造区域高质量医学数字产业集群。

3.推进创新研究临床应用，打造生物医药产业加速器

（1）支持创新药械产品快速应用

加强产医衔接，实现各环节药械相关信息的实时共享，建立以临床价值和

临床需求为导向的创新药械快速应用、优先应用机制和应用评价机制。制定《浦东新区创新药械产品推荐目录操作实施细则》，落实创新产品政府首购、“三首”应用示范等政策。

（2）支持人工智能技术临床应用

积极推进“三位一体”的智慧医院建设，研究和拓展人工智能技术在医疗领域的应用场景，浦东新区研发或生产的人工智能产品率先在公立医疗机构试点应用，提高医疗服务的智慧化、个性化水平。

（3）支持高端社会办医参与临床应用

引进国内领先、国际知名、特色鲜明的社会办综合性医疗中心，聚焦高端技术和高端服务，打造一批具有竞争力的品牌服务专科，支持设置独立第三方的专业化、连锁化的医学检验、病理诊断等专业机构。

4.完善创新发展支撑机制，打造生物医药产业稳定器

（1）创新多重筹资机制

拓展生物医药产医融合的筹资渠道，建立覆盖基础研究、临床研究和成果转化的多元化筹资机制，提升金融资本对生物医药产医融合项目孵化引导、培育发展和产业升级的促进作用。

（2）优化创新临床研究政策

支持浦东新区医疗机构和创新型企业共同开展生物制品、化学药物等的临床研究，推进临床急需的创新药物、医疗器械、诊断试剂加快上市。

（3）促进医学科技成果转化

夯实医疗卫生机构成果转化主体责任，落实流程管理、知识产权管理等工作，建立突出创新成果和成果转化的临床研究人才评价机制，鼓励医务人员承担新药临床试验工作，允许公立医院和科研人员共有成果所有权。

（4）建立创新药械产品临床使用考核机制

建立符合创新药械特点的区级医疗机构绩效考核指标体系，以及以市场为主导的医务人员创新药械应用风险分担机制，持续推进医疗机构临床能力和学科水平提升。

（5）加大“放管服”改革力度

放宽市场准入，推进“一业一证”改革、市场准营承诺即入制试点等改革措施，进一步优化生物安全二级实验室备案流程和审评机制，率先开展医疗机构自行研制使用体外诊断试剂试点工作。

（四）保障措施

1. 加强组织领导

成立浦东新区加强产医融合促进生物医药产业高质量发展工作领导小组，由分管区领导担任小组组长，成员包括区发改委、科经委、财政局等八部门，建立定期联席会议制度及浦东新区产医融合工作专班，明确目标计划，细化任务分工，强力工作推进。

2. 加强人才支撑

探索临床研究人员和管理人员的出国培训机制，提升临床研究水平及临床研究管理能力，吸引更多海外人才进入新区医疗机构、研发中心等参与研究，探索建立生物医药产业人才"浦东标准"，在落户安居等方面依法给予政策保障与支持。

3. 加强制度保障

针对浦东新区产医融合促进生物医药产业高质量发展中面临的突出问题、瓶颈问题，争取形成一批可复制可推广的制度创新成果，探索形成相关法规规章。

4. 加强考核评估

完善产医融合相关政策措施的考核，并对落实情况和相关任务进展持续跟踪监测，及时调整、督促、推进，确保政策实施效果。密切关注生物医药最新前沿动态，积极举办和参与相关交流活动，加强信息沟通，把握发展趋势。

三、《浦东新区改善就医感受提升患者体验主题活动实施方案（2023—2025年）》

（一）总体要求

以习近平新时代中国特色社会主义思想为指导，深入贯彻落实党的二十大精神和习近平总书记对上海工作的重要指示，始终以"病人为中心"，聚集人民群众看病就医的堵点、淤点、难点，以切实改善人民群众就医感受为目标，实现高效能医疗服务管理。充分利用新技术、新理念，不断提升医疗服务舒适化、智慧化、数字化水平，推动形成流程更科学、模式更连续、服务更高效、环境更舒适、态度更体贴的中国式现代化医疗服务模式，进一步增强人民群众就医获得感、幸福感、安全感。

（二）重点任务

1.创新理念、服务向前，提升患者诊前体验

（1）强化预约诊疗制度

提供多种途径预约服务，优化分时段预约，结合专业特点合理安排号源量。推广诊间、跨科、复诊等多种预约模式，扩大应用人工智能分诊系统，并与门诊电子病历系统对接。落实实名制预约，加强退号、失约管理，严厉打击“号贩子”。

（2）探索建立预就诊模式

对于诊断明确且因相同疾病就诊的复诊患者，医疗机构可预约复诊所需的检查检验，并根据检查检验出结果时间合理匹配复诊号源。

（3）缩短术前等待时间

有条件的医疗机构可对诊断明确、病情相对稳定，经评估符合住院指征、行择期手术的患者，在保障医疗质量安全的前提下办理“预住院”，在患者入院前完成术前检查检验。

2.简化流程、创新模式，提升患者门诊体验

（1）精简门诊流程

加强门诊信息化建设，压缩门诊取号、缴费、打印报告等环节。在确保资金安全的前提下，推行“先诊疗后付费”“一次就诊一次付费”，提升门诊服务效率。支持现金、线上支付等多种结算方式，费用金额设置到分位。

（2）创新服务模式

建立门诊“一站式”服务中心，帮助患者熟悉就医流程。完善多学科诊疗（MDT）制度，鼓励医疗机构探索开展互联网医院多学科诊疗新模式，为患者提供不受时空限制的优质诊疗服务。鼓励医疗机构开展新型门诊，提供更丰富的门诊诊疗服务。推广门诊中西医结合医疗模式，总结推广集预防、治疗、康复于一体的全链条服务模式。

（3）优化就诊环境

优化门诊全流程布局，标识清晰易懂，有效引导和分流患者。加强重点区

域的卫生管理，针对特殊群体做好就诊环境的适老化、无障碍等改造，配备相应必要的便民设备设施。

（4）树立老年友善服务理念

推进老年友善医疗机构建设，加强数字化应用的适老化改造，有条件的医疗机构利用互联网技术开展“云陪诊”等服务，实现老年、视听障碍等就医困难人群安全、便捷、无障碍地完成就医流程。

3.高效衔接、分区分级，提升患者急诊急救体验

（1）提升院前医疗急救服务能力

优化院前急救服务流程，提升“120”呼叫定位精度，缩短呼叫反应时间，加强院前医疗急救常备力量与机动力量建设。

（2）推进智慧急救信息化建设

强化5G技术与急救信息系统融合应用，使急救中心、救护车辆、医疗机构急诊之间对接更加紧密，进一步完善院前接诊、检查、转运、车上医保结算和院内救治为一体的协同服务。

（3）加强院前院内衔接

二级及以上医疗机构应当加强卒中、危重儿童救治等中心建设，建立急诊急救高效衔接的流程，搭建患者数据院前院内实时交互信息系统。

（4）做好急危重症患者救治

建立健全急诊患者分级救治模式，构建院前院内急危重症救治“三通三联”一体化救治模式，完善救护车直通导管室、手术室及重症监护室的流程，以急诊为平台，建立急危重症患者多学科联合救治机制。

（5）推行非急救转运服务

在院前急救机构内部相对独立运行非急救业务的基础上，开展社会机构参与非急救业务试点工作，实现统一呼叫号码、统一受理呼叫、统一指挥调度，对急救与非急救进行分类调派和管理。

4.巩固拓展、丰富内涵，提升患者住院体验

（1）完善住院医疗服务制度

利用信息技术优势，提高日间医疗服务运行效率，鼓励医疗机构拓展日间医疗服务范围并完善相关制度流程。推进临床路径管理信息化，全面推进检查结果和相关数据资料的互通共享。推广应用智能中医诊疗设备和中医药技术方法。

（2）加强住院患者综合服务

鼓励三级医院积极探索建立覆盖门急诊和住院全流程服务的疼痛管理新模式，鼓励二级及以上医疗机构为患者提供营养筛查、评估、诊断、宣教、治疗等临床营养服务，鼓励医疗机构将安宁疗护理念融入住院医疗护理服务中。

（3）改善入出院服务

优化入出院流程，提供“一站式”服务，推广住院费用预结算、床旁结算、“当日出院、当日结算”，逐步实现全院床位集中管理，统一调配。

5.服务连续、医防协同，提升患者诊后体验

（1）依托医联体提升医疗服务连续性

畅通双向转诊渠道，下沉专家、门诊号源和住院床位资源，推动医联体内诊疗信息共享，探索建立智慧医联体。

（2）加强诊后管理与随访

建立患者随访档案和随访计划，建设基于患者服务为核心的多途径智能随访平台，为患者提供更加科学便捷专业的院外康复和延续性治疗，加强与患者的沟通互动。

（3）拓展家庭医生签约服务内涵

鼓励家庭医生对签约居民开展健康评估，制定个性化健康管理方案。各医疗机构需指定专人或专窗，落实签约居民“优先就诊、优先检查、优先住院”，提升其服务感受。

6.改善贯穿医疗服务全程的基础性、支撑性工作

（1）丰富优质护理服务内涵

强化责任制护理，严格落实分级护理、查对等护理核心制度，规范实施护理专科技术，推进护士区域注册制度，加强二、三级医院与社区卫生服务中心的联动和转介。提升浦东新区护理服务能力同质化水平。

（2）转变药学服务模式

医疗机构加强药师配备和培养，围绕患者需求和临床治疗特色开展临床药学服务。医联体牵头单位指导做好处方前置审核和点评工作，规范基层医疗机构合理用药。鼓励有条件的医疗机构开展“互联网+药学服务”，探索开展用药指导信息推送服务。依托平台载体，持续推进溯源中药饮片在医疗机构的试点应用。

（3）创新康复服务模式

组建早期康复介入多学科团队；开展示范性区域中医康复三级网络建设；

鼓励具备条件的公立医疗机构将康复医疗服务向家庭延伸；通过医工交叉，借助人工智能、虚拟现实等技术手段，为患者提供个性化、精准化、智能化的康复治疗和训练。

（4）加强医院信息化建设

鼓励支持有条件的医疗机构开展互联网医院，并不断扩展服务范围；二级及以上医疗机构推进云胶片服务，使患者授权的医生通过云胶片分享查看全量检查数据，以便更精准诊断；推行电子处方，优化就医购药场景。

（5）推进高质量健康科普工作

积极组织开展内容丰富、形式多样的健康科普文化宣传教育活动，鼓励医护人员发挥不同专业技术优势，增强人民群众对于健康科普的获得感，提升卫生健康文化建设内涵。

（6）加强医疗机构人文建设

二级及以上医疗机构应建立医务社工和志愿者制度，丰富医务社工服务内涵，提高志愿服务的参与面、覆盖面；牢固树立“以病人为中心”的服务理念，增强医患沟通意识和能力，打造“更有温度的医疗服务”；提升患者就医感受；畅通后勤问题反馈渠道。

（三）保障措施

1.加强组织领导

各医疗机构应当成立工作专班负责提升患者体验工作，领导班子成员应当以普通患者身份定期体验就医流程，查找解决突出问题，医疗机构结合本单位工作实际，细化实施方案，将提升患者体验成效与绩效考核等工作相结合。

2.关心关爱医务人员

各医疗机构要及时了解关心医务人员的执业状态，改善其执业环境，落实“两个允许”，及时表彰先进典型，充分调动医务人员主动提升患者体验的积极性，并配合主管机关依法严厉打击各类涉医违法犯罪行为。

3.加强宣传与信息上报

各医疗机构要及时跟进主题活动实施情况，注意挖掘宣传先进典型，营造行业内外开展主题活动的良好氛围，并将在实施过程中的意见建议、工作总结、经典案例等及时报送至区卫生健康委员会。

四、《浦东新区健康老龄化行动方案（2023—2025年）》

（一）指导思想

以习近平新时代中国特色社会主义思想为指导，深入贯彻党的二十大精神，全面推进实施健康中国战略和积极应对人口老龄化国家战略，大力推进老龄健康服务供给侧结构性改革，加快健全居家社区机构相协调、医养康养相结合的养老服务体系和健康支撑体系，形成覆盖全生命周期、便捷可及、综合连续、更高品质的老年健康服务体系，为全国推动实现健康老龄化提供浦东样本，为建设健康浦东、形成大城养老的浦东模式作出新的更大贡献。

（二）发展目标

到2025年，基本建立与浦东经济社会发展水平相适应、与引领区功能定位相匹配、以居民健康为中心的便捷可及、综合连续、优质高效的整合型老年健康服务体系。具体指标见表3-1。

表3-1 浦东新区推进“十四五”健康老龄化行动主要指标

领域	序号	指标名称	单位	性质	2025年
健康水平	1	人均健康预期寿命	岁	预期性	≥71
	2	65~74岁老年人失能发生率	%	预期性	有所下降
	3	老年人健康素养水平	%	预期性	有所提高
服务能力	4	家庭病床总建床数占常住人口比例	‰	预期性	3.2
	5	社区卫生服务中心社区康复中心街镇设置覆盖率	%	约束性	100
	6	长者运动健康之家新增数	家	预期性	20
	7	二级及以上综合医院、中医医院、中西医结合医院设立老年医学科的比例	%	约束性	100
	8	三级中医医院设置康复（医学）科的比例	%	约束性	100
	9	综合性医院、康复医院、护理院和基层医疗卫生机构中老年友善医疗卫生机构占比	%	约束性	≥90

（续表）

领域	序号	指标名称	单位	性质	2025年
服务管理	10	老年人健康管理率	%	约束性	≥73
	11	老年人中医药健康管理率	%	预期性	≥75
	12	65岁以上轻度认知障碍（MCI）风险人群服务管理率	%	约束性	≥40
服务管理	13	失能、高龄等特殊困难老年人家庭医生签约覆盖率	%	约束性	≥90
社会保障	14	重度失能老人长期照护服务保障覆盖范围	—	约束性	应保尽保

（三）主要任务

包括三个体系（老龄健康支撑体系、预防保健服务体系、长期照护服务体系）、二类服务（老年医疗服务、中医药老年健康服务）、三项支撑（健康教育内涵支撑、医养结合能级支撑、科技产业与人才支撑）。

1.加大制度供给，健全老龄健康支撑体系

健全健康老龄化统筹协调机制，强化基本医疗保障和商业健康保险支持，严格落实上海市完善医保支付方式改革的相关要求，深化长期护理保险试点，建立健全与长护险政策体系相适应、具有浦东特色的配套支撑体系。

2.坚持关口前移，健全预防保健服务体系

落实落细老年人传染病防控力度和老年健康管理，建立健全老年人突发公共卫生事件应急处置机制和预案。加强对老年常见病、慢性病的医防协同、早诊早治，完善老年人心理健康服务体系建设和规范化管理。推进体医养融合，形成体医养融合的健康管理和服务模式。

3.关注失能老人，健全长期照护服务体系

加强老年照护统一需求评估管理，结合浦东新区长护险试点开展情况，进一步完善长护险评估工作机制。提升长期照护服务能力，指导医疗机构按照功能定位，按需分类为老年人提供多层次的机构护理、社区和居家医疗护理服务。

4.注重连续性服务，提升老年医疗服务水平

完善老年医疗服务体系，构建和完善以区老年医学中心为引领、综合医院

老年医学科为骨干、社区卫生服务机构为基础、社会办医疗机构为补充的老年医疗服务网络。加强康复和护理服务，发展安宁疗护服务，创新连续性服务模式，健全“预防－治疗－康复－护理－长期照护－安宁疗护”服务链。

5.发挥中医药独特优势，发展中医药老年健康服务

优化中医药服务资源配置，推动医联体内各级医疗机构间提供老年人常见病多发病的中医药服务能力和水平同质化发展。提升老年人中医药健康服务管理水平。充分发挥中医药在治未病、老年病、慢性病防治中的独特作用，加大中医药健康养生养老文化宣传。

6.强化健康教育内涵支撑，提高老年人主动健康能力

完善多元化的老年健康教育服务供给格局，丰富老年健康教育服务内涵，多渠道组织开展各类老年健康、科学运动以及智能技术等宣传和培训，提升老年人健康自我管理能力，促进老年人及其家庭践行健康生活方式。

7.深化医养结合能级支撑，推进高质量融合发展

加强医养结合服务资源供给规划引领，推动医疗机构与养老服务机构、社区综合为老服务中心、社区文化活动中心等设施同址或邻近设置。提升医养结合服务能级，推动社区高标准规范开展医疗卫生服务和养老服务。

8.强化科技、产业与人才支撑，提升老年健康服务软实力

强化创新驱动、数智赋能，切实解决老年人运用智能技术的困难。强化产业支撑，大力推动老年健康领域新产业、新业态、新商业模式发展。加强老年护理、康复、心理健康、医务社工、老年服务等专业人才培训，提高临床医务人员的老年医学知识和技能水平。

（四）保障措施

1.加强组织领导

各级党委和政府要高度重视并切实加强对健康老龄化工作的组织领导，健全党委领导、政府主导、部门协同、社会参与的工作机制，将老年健康服务工作摆上重要议事日程，广泛宣传促进健康老龄化的重要意义，全面完成健康老龄化行动方案的各项目标任务。

2. 完善制度建设

先行先试医保、医疗、医药联动改革和政策协同，优化高血压、糖尿病门诊用药保障机制，完善慢性病长处方和延伸处方机制。积极出台相关扶持政策，建立具有浦东特色的老年健康社会支持和保障政策体系。

3. 加大投入力度

按照事权和支出责任相适应的原则，把促进健康老龄化必要经费列入本级预算。加强老龄化工作各项经费的绩效管理，强化资金监管，提高资金使用效益。拓宽经费筹资渠道，引导各类社会资本投入健康老龄化工作。

4. 强化督导考核

充分发挥区老龄办的综合协调作用，把促进健康老龄化的政策措施作为评价区老龄委成员单位履职尽责情况的重要内容。完善信息统计和需求反馈机制，组织开展行动方案实施评估工作，建立评价制度，实现对行动方案实施进度和实施效果的全面检查评估。

五、《浦东新区关于促进卫生健康人才发展的实施意见》

（一）总体要求

坚持新时代党的卫生与健康工作方针，坚持为人民健康服务的根本宗旨，坚持人才引领、引进和培养相结合，全方位、多层次建设人才队伍，推动卫生健康事业高质量发展；坚持创新驱动，深化人才发展体制机制改革，激发卫生健康人才积极性和创造活力，服务浦东百姓高品质生活；坚持重点聚集，提升临床和科研能力，加快健康浦东建设，助力浦东新区社会主义现代化建设引领区建设。

（二）发展目标

聚焦医学重点领域和创新领域，实施学科建设引领人才发展战略，促进人才服务能力提高与结构优化，完善人才管理制度机制，营造人才发展的良好环境。到2025年，引进培养高层次专家团队2~4个、卫生高层次人才10~30

人，引进培养卫生优秀青年人才400~500人，人才集聚数量显著提升，浦东新区成为卫生健康人才竞争力最高的地区之一，打造亚洲一流医学中心城市核心承载区。

（三）主要举措

1.实施卫生健康人才高质量发展引育计划

（1）实施高层次人才集聚计划

以提升疑难杂症诊治水平为重点，以引领医学科技领域创新和解决生命健康领域前瞻性、战略性问题为核心，引进培养医工、医信、医理相结合的产学研医创新型人才建设高层次人才集聚、优势学科特色明显的学科人才高地。

（2）实施优秀青年人才强基计划

引进和培养一批优秀青年人才，精准制定卫生健康紧缺专业学科目录，拓宽紧缺人才招录和培养渠道，形成能力水平突出的人才队伍骨干力量，建设完善体系健全、服务优质的卫生健康体系。

（3）实施人才培养提升计划

建立高层次人才导师与带教制度，结对传承、带教青年人才。鼓励各区属医疗卫生机构开展形式多样的学术交流、进修学习、课题研究、项目申报。构建更利于青年人才脱颖而出的选拔通道。

2.加大卫生健康人才发展多元化投入力度

（1）实行卫生健康人才奖励

对全职引进浦东新区区属医疗卫生机构的各类卫生高层次人才、卫生优秀青年人才和高层次专家团队，分层分类基于人才鼓励。对区属医疗卫生机构培养的人才，符合相应人才类别的，参照给予人才奖励。

（2）加强学科建设保障支撑

引进单位可设立人才独立工作室，并提供科研启动经费，在科研平台建设上予以支持。浦东新区卫生健康委员会优化学科、人才建设项目评审指引、建设目标和方向，鼓励支持申报区级以上建设项目。

（3）优化引进人才编制岗位保障

引进的各类人才，可按规定办理进编手续，并聘任到相应岗位。急需紧缺的高层次人才，可按特设岗位相关规定予以聘任，不受事业单位岗位总量、结构比例和最高等级限制。

（4）提供人才安居等综合保障服务

按照相关政策，为符合条件的卫生人才提供区级人才公寓和一定年限的租房补贴。符合本市常住户口申办相关政策的，提供申办绿色通道。符合条件的高层次人才，可按照相关规定办理延长退休手续。

（5）落实引进人才配偶就业服务

引进的专家团队和卫生高层次人才，其配偶符合浦东新区事业单位人员流动条件的，协调解决接收事业单位，并按规定办理。

3.深化卫生健康人才发展体制机制改革

（1）创新评价晋升机制

对具备卫生类相应专业博士学位，达到相应工作标准且业绩突出、成果显著的副高级卫生专业技术人才，可突破任职资历要求，申报正高级职称。对亟需引进的优秀海外高层次留学人才实行高级职称评审“直通车”政策。

（2）创新激励保障机制

公立医院开展科技成果转化和技术开发、咨询、服务等获得收益后相关人员发放现金奖励，纳入单位绩效工资管理，但不受核定单位绩效工资总量限制。公立医院竞争性科研项目用于人员发放的劳务费和间接绩效费用，引进高层次人才及其团队的一次性费用，不受核定单位绩效工资总量限制。

（3）建立人才服务和联系制度

浦东新区卫生健康委员会建立领导干部联系人才制度，定期沟通交流，听取意见。人才引进培养、经费投入、激励保障等纳入区属医疗卫生机构领导班子和党政主要负责人年度述职和考核内容。

（四）组织保障

1.加强组织领导

坚持党管人才原则，成立区卫生健康人才发展专项工作小组，对人才发展工作进行指导，对人才资质进行联审，落实人才政策待遇。

2.建立申报评审程序

浦东新区卫生健康委员会根据卫生健康事业发展规划及各医疗卫生机构学科的发展需求，明确当年度人才的专业领域和数量，各区属医疗卫生机构根据通知向浦东新区卫生健康委员会申报，经资格审核、专家评审后确定拟引进人才名单，经健康人才发展专项工作小组资质联审后公示。

3.建立绩效考核机制

强化目标管理，引进单位应研究制定引进人才聘期考核办法，考核结果与人才奖励拨付挂钩。浦东新区卫生健康委员会负责对引进人才的年度绩效目标考核进行追踪管理，并对引进人才聘期绩效目标完成情况进行全面评价，必要时邀请第三方专业机构参与。

大 事 记

2023年1月1日，上海市委常委、浦东新区区委书记朱芝松率队前往浦东医院、芦潮港社区卫生服务中心等医疗机构，看望慰问一线医护人员和工作人员。浦东新区副区长晏波参加相关走访慰问。

2023年1月1日起，浦东新区47家社区卫生服务中心提供输液、吸氧服务，发热诊室一周七天全开放，夜门诊延长至20时。

2023年1月13日，根据《关于新时代浦东新区全面推进社会主义现代化建设引领区人才发展的实施意见》《浦东新区关于促进卫生健康人才发展的实施意见》正式发布。

2023年1月19日，上海市政府副秘书长、浦东新区区委副书记、浦东新区区长杭迎伟前往金桥社区卫生服务中心、金桥北翼急救分站、浦东新区疾病预防控制中心看望慰问一线工作人员。

2023年1月28日，浦东新区副区长晏波先后至浦东新区卫生健康委员会、浦东新区疾病预防控制中心、浦东新区卫生监督所、浦东卫生发展研究院等，慰问卫生健康系统干部职工并送上新年祝福。浦东新区卫生健康委员会班子领导陪同。

2023年2月3日，浦东新区卫生健康工作党委、浦东新区卫生健康委员会2023年工作务虚会在浦东新区公共卫生应急指挥中心召开，会议主题为“卫生健康事业引领建设与高质量发展”，浦东新区区委副书记单少军、副区长晏波出席会议并讲话。

2023年2月，浦东新区共有4个社区获评2022年全国示范性老年友好型社区；9个社区获评2022年上海市老年友好型社区。

2023年2月7日，上海市东方医院入选上海公立医院党建工作“示范医院”创建单位。

2023年2月17日，“张江研发＋上海制造”的国产新冠口服药——氢溴酸氘瑞米德韦片（商品名称：民得维®，产品代号：VV116）率先在上海市浦东医院开出首张处方，惠及患者。

2023年2月20日，航头鹤沙社区卫生服务中心的鹤洁社区卫生服务站正式启用。

2023年3月，科学技术部正式批准“心脏病全国重点实验室”成立，实验室牵头单位为东方医院。该实验室是唯一一家由医院而不是大学或者科研院所作为牵头单位的全国重点实验室。

2023年3月10日，浦东新区卫生健康系统“两计划一行动”暨人才工作推进会在上海市东方医院召开。浦东新区区委常委、组织部部长彭琼林，组织部副部长张长起、汪丹、戚玉霞出席会议。会上，举行了卫生健康系统攻坚项目启动仪式，首批高层次人才导师带教基地负责人接受授牌。

2023年3月15日，为贯彻落实浦东新区区委“两计划一行动”实施方案，浦东新区卫生健康系统“高素质干部队伍引领力锻造”专题研讨班开班。

2023年4月12日，浦东新区光明中医医院针刀科成功开展浦东新区首例“可视化微创针刀镜手术”。

2023年4月18日，上海市卫生健康委员会主任闻大翔赴周家渡社区卫生服务中心调研学习。浦东新区卫生健康工作党委书记、浦东新区卫生健康委员会主任白云，浦东新区卫生健康委员会副主任傅筱瑾等参与调研学习。

2023年4月19日，浦东新区卫生健康系统相关单位作为主要完成单位获得2022年度上海医学科技奖二等奖1项，三等奖6项。

2023年4月28日，浦东新区周浦医院重症医学科被中华全国总工会授予“全国工人先锋号”荣誉称号。

2023年5月，浦东新区卫生健康系统3名个人和4个集体荣获“2022年度上海卫生健康行业青年五四奖章”个人和集体称号。

2023年5月，浦东新区入选“2023年中央财政支持中医药传承创新发展示范试点项目”。

2023年5月11日，上海市东方医院贺亚楠获2023年“上海好护士”称号。

2023年5月15日，浦东新区浦南医院陈卫东家庭获2023年度“全国最美家庭”称号。

2023年5月15日，浦东新区召开国家卫生区复评审、全国健康区创建工作动员会暨2023年浦东新区爱卫会全会，浦东新区副区长左轶梅出席会议并讲话。

2023年5月15日，国家卫生健康委员会在浦东新区举办“支持家庭生育养育，促进人口均衡发展”为主题的“国际家庭日”宣传活动，国家卫生健康委员会人口家庭司司长杨文庄、上海市卫生健康委员会主任闻大翔出席活动并致辞，浦东新区区委副书记单少军、上海市卫生健康委员会副主任陆韬宏等出席活动。

2023年5月18日，2023年“市民身边的好医生——上海市十佳家庭医生”推选结果公布，潍坊社区卫生服务中心戴慧敏荣获“上海市十佳家庭医生”称号，惠南社区卫生服务中心阮玉凤荣获“上海市十佳家庭医生”提名奖，上钢社区卫生服务中心杜兆辉、新场社区卫生服务中心蔡利强荣获“上海市优秀社区卫生管理者”称号。

2023年5月20日，在健康报社组织的2022年度基层卫生健康优秀创新案例中，泥城社区卫生服务中心获评“健康守门人——家医榜样”。

2023年5月26日，浦东新区副区长张娣芳走访调研浦东新区卫生健康委员会，了解浦东卫生健康事业发展情况。

2023年5月30日，上海市东方医院徐美东、上海市浦东医院常东、上海市浦东新区疾病预防控制中心朱渭萍获评首届“浦东新区科技精英”。

2023年6月9日，浦东新区举行医产融合促进生物医药产业高质量发展发布会，集中发布一系列医产融合创新项目。上海市委常委、浦东新区区委书记朱芝松，上海市政府副秘书长、浦东新区区委副书记、区长杭迎伟，上海市医保局局长夏科家，浦东新区区委副书记单少军，上海市卫健委副主任胡鸿毅，上海市药监局局长徐徕，浦东新区副区长吴强、吕雪城，申康医院发展中心副主任马延斌，上海市科委二级巡视员曹宏明等出席发布会。会议由浦东新区副区长张娣芳主持。

2023年6月21日，上海市东方医院刘铭在第一届上海市健康科普推优选树活动中获健康科普杰出人物，浦东新区公利医院曹黎静获健康科普管理优秀个人提名奖。

2023年6月26日至7月1日，浦东新区卫生健康委员会公共卫生专家组一行9人前往新疆喀什莎车县开展“三降一提高”指导工作。

2023年6月30日，浦东新区卫生健康工作党委召开庆祝中国共产党成立102周年“两优一先”表彰会。

2023年7月13日，2023年度浦东新区卫生健康系统妇幼健康技能竞赛总决赛在浦东新区卫生发展研究院举办，浦东新区总工会副主席戴红出席活动。

2023年7月15日，浦东新区浦南医院建院40周年大会暨区域医疗中心高质量发展高峰论坛顺利举行。浦东新区区委副书记单少军、上海市卫生健康委员会副主任罗蒙、浦东新区副区长张娣芳、上海交通大学医学院附属仁济医院党委书记郑军华、上海健康医学院党委书记郭永瑾，以及浦东新区相关委办局、相关医院领导参加。

2023年7月18日，浦东新区副区长张娣芳赴龙华医院航头院区调研开办运行准备情况。

2023年7月，上海市东方医院心内、心外科团队共同完成一例经心尖入径一站式二尖瓣夹合+主动脉瓣置换手术，是上海市继中山医院后的第二家医院，成为浦东首例。

2023年7月27日，上海市卫生健康委员会副主任付晨一行到上海市东方医院就公立医院高质量发展试点工作开展调研并进行座谈。

2023年7月31日，上海市东方医院“无声有爱”助聋门诊志愿服务项目获评2022年度全国学雷锋志愿服务“四个100”先进典型名单。

2023年8月4日，上海市东方医院董春燕医生荣获2023年上海“医务工匠”称号。

2023年8月10日，组织2023年度浦东新区卫生健康委员会“政府开放日”活动暨社区卫生高质量发展相关政策解读活动。

2023年8月15日，浦东新区政府办公室正式印发《关于全面提升浦东新区社区卫生服务能力实施方案》，浦东新区卫生健康委员会结合浦东新区实际，推进社区卫生服务提质增能。浦东新区47家社区卫生服务中心全覆盖开设了上级医院“专家进社区”门诊。

2023年8月15日，上海市第七人民医院胡聃获上海市卫生健康系统第十九届“银蛇奖”三等奖，浦东新区疾病预防控制中心薛曹怡获提名奖。

2023年8月18日，上海市东方医院李刚获2023年“上海好医生”称号。

2023年8月24日，2023年度国家自然科学基金评审结果公布，浦东新区卫生健康系统共获批项目81项，比2022年增加6项。

2023年8月25日，浦东新区发布《关于全面提升浦东新区社区卫生服务能力实施方案》，推进社区卫生高质量发展。

2023年8月29日，“第一届浦东新区临床研究与应用联盟高峰论坛”在上海市东方医院召开，会上颁发浦东新区首张ABSL-2（与人体健康相关的动物生物安全二级）证书。

2023年8月30日，浦东新区卫生健康系统8个青年集体获评第25届“上海市青年文明号”；6个集体通过往届“市级青年文明号”的青年集体复核，获“一星级上海市青年文明号”。

2023年8月30日，周浦医院团委、周家渡社区卫生服务中心团支部获2022年度上海市基层团组织典型选树通报表扬。

2023年8月30日，上海市东方医院被授予“中国帕金森病标准中心暨帕金森病一站式诊疗中心”，是浦东新区第一个国家级帕金森病专科中心。

2023年9月5日，上海市第七人民医院医生乘直升机救人，打通海上救援“最后一公里”。

2023年9月5日，上海理工大学公利医疗技术学院迎来首届新生，推进“医工交叉”高层次人才培养。

2023年9月15日，浦东新区卫生健康委员会召开学习贯彻习近平新时代中国特色社会主义思想主题教育动员部署会议。

2023年9月19日，浦东新区正式启动医疗机构疾控专员制度试点工作。上海市卫生健康委员会副主任、上海市疾控局局长张浩、浦东新区副区长张娣芳出席试点工作启动会。

2023年9月20日，浦东新区召开老龄工作委员会全体（扩大）会议。浦东新区区委副书记单少军出席会议并讲话；浦东新区副区长、浦东新区区老龄委副主任张娣芳通报区老龄工作，部署下阶段工作；浦东新区副区长、浦东新区区老龄委副主任左轶梅主持会议。

2023年9月底，全面完成2023年度为民办实事项目。新建六灶、申港2个医疗急救分站。完成泥城、万祥、三林康德、上钢、惠南5家示范性社区康复中心建设。完成沪东、合区、大团、周家渡4家中医药特色示范社区卫生服务站（村卫生室）建设。

2023年10月11日，浦东新区举行社区卫生服务能力全面提升发布会，集中发布“社区专家工作室”“医联体联合病房”等一系列社区卫生能力提升项目。上海市委常委、浦东新区区委书记朱芝松，上海市政府副秘书长、浦东新区区委副书记、浦东新区区长杭迎伟，上海市医保局局长夏科家，上海市卫生健康委员会一级巡视员吴乾渝，浦东新区区委副书记单少军出席发布会。

2023年10月15日，浦东推出两大首创性儿童早期发展服务，由浦东新区妇儿工委指导，浦东新区文明办、浦东新区卫生健康委员会、浦东新区教育局、浦东新区妇联等联合主办“童心共育 助力梦想”浦东新区婴幼儿家庭教养指导嘉年华活动。浦东新区副区长张娣芳出席活动。

2023年10月20日，上海自贸区内首家研究型医院——上海高博肿瘤医院在外高桥保税区揭牌。

2023年10月25日，以“创新 融合 引领”为主题的第七届浦东健康论坛暨区域疾控中心高质量发展研讨会圆满举行。浦东新区副区长张娣芳出席并致辞。

2023年10月26日，浦东新区人民医院与西门子医疗上海创新中心建立战略合作关系。

2023年10月26日，浦东新区疾病预防控制中心荣获2023年第三届上海市病原微生物实验室生物安全技能大赛一等奖。

2023年10月31日，第十二届“孝动浦东”主题活动在浦东新区融媒体中心举办，浦东新区区委副书记单少军，浦东新区副区长、浦东新区老龄委副主任左轶梅等出席活动。

2023年11月10日，第十六届全国社区卫生服务中心主任经验交流会暨社区卫生高质量发展浦东经验交流会在浦东成功举办，来自全国的近八百名代表参加了活动。国家卫生健康委员会基层卫生健康司副司长陈凯，中国社区卫生协会会长陈博文，党支部书记、副会长刘开泰，上海市卫生健康委员会一级巡视员吴乾渝，浦东新区副区长张娣芳等出席活动。

2023年11月11日，“第二届浦东新区临床研究与应用联盟高峰论坛”在浦东新区公利医院举办，上海市卫健委副主任陆韬宏、浦东新区副区长张娣芳参加论坛。

2023年11月11日，为期三年的“浦莎光明行”公益项目拉开序幕，来自复旦大学眼耳鼻喉科医院、上海市东方医院、上海市浦东医院的8名医务人员组成医疗团队为新疆莎车县群众成功实施百余台白内障手术。

2023年11月23日，浦东新区区委常委会和上海市教卫工作党委在浦东新区办公中心举行学习贯彻习近平新时代中国特色社会主义思想主题教育联组学习。上海市委常委、浦东新区区委书记朱芝松主持会议并讲话；上海市政府副秘书长、浦东新区区委副书记、浦东新区代理区长吴金城，上海市教卫工作党委书记沈炜，上海市教卫工作党委副书记、上海市教委主任周亚明，上海市卫生健康委员会党组书记、主任闻大翔出席会议并讲话。

2023年11月24日，“党建带团建，卫生青年英才座谈会”在浦东新区办公中心举行，浦东新区区委副书记单少军、团区委书记赵辉茂出席座谈会。

2023年11月28日，上海中医药大学附属龙华医院航头院区正式启用，浦东新区副区长张娣芳出席并讲话。

2023年12月5日，浦东新区副区长张娣芳带队赴上海交通大学医学院附属仁济医院调研。

2023年12月5日，上海市东方医院心脏大血管外科副主任医师、团委书记、青年志愿服务队代表李铁岩受到第十四届中国青年志愿者优秀个人奖表彰。

2023年12月14日，浦东新区举办中医药传承创新发展发布会，展示浦东中医药传承创新发展工作成果及下阶段的规划举措。上海市委常委、浦东新区区委书记朱芝松，上海市政府副秘书长、浦东新区区委副书记、代理区长吴金城，上海市卫生健康委员会副主任、保健局局长、一级巡视员胡鸿毅，浦东新区区委副书记单少军，上海中医药大学党委书记曹锡康，上海中医药大学党委副书记、校长季光，上海市财政局副局长朱俊，上海市医保局副局长曹俊山，浦东新区副区长左轶梅、张娣芳等出席发布会。浦东新区人民政府与上海中医药大学签署了《关于推进中医药事业传承创新发展的战略合作协议书》，围绕中医药传承创新主题，进一步加强区校合作。上海中医药大学附属浦东新区中医医院、浦东新区光明中医医院正式挂筹。

2023年12月14日，浦东新区卫生健康委员会获得上海市妇幼健康职业技能竞赛市级决赛团体一等奖、优秀组织奖；浦东新区选送的上海交通大学附属仁济医院张宁和上海交通大学医学院附属上海儿童医学中心王亮君分别获得危重孕产妇救治项目和危重新生儿救治项目一等奖。

2023年12月15日，上海市东方医院急危症医疗救治窗口、浦东新区人民医院抢救室分别获“第六届中国国际进口博览会‘最美服务窗口’”称号。

2023年12月15日，浦东新区卫生健康工作党委与张江集团党委以“加速推动医产融合高质量发展”为题开展主题教育联组学习，深化构建医研、医校、医工、医企“四医”联动机制，共推生物医药产业融合发展。

2023年12月，花木、金杨、周家渡、大团、新场首批5家社区卫生服务中心上海市标准化口腔诊室建成并启用。

2023年12月29日，浦东新区卫生健康委员会2024年工作务虚会召开。会议主题为：坚持“一张蓝图绘到底”，奋力推进卫生健康事业高质量发展迈上新台阶。浦东新区副区长张娣芳出席会议。

后　记

呈现在读者面前的是《2023浦东新区卫生发展报告》，是浦东新区卫生健康系统连续出版的第14本卫生发展报告。本书记录了2023年浦东新区卫生健康事业的改革与发展，展现了浦东新区在公共卫生服务、医疗服务、社区卫生和老龄健康服务、中医药服务、医学科研教育管理、卫生监督管理、卫生信息化服务、人口家庭发展服务、老龄健康服务、医学合作交流服务等方面取得的重要成果以及为此付出的努力。

《2023浦东新区卫生发展报告》中，大部分数据涵盖了浦东新区范围内的所有市级医院；结合深化医药卫生体制改革等重点工作，在第二篇“改革实践”中，展示了2023年浦东新区在卫生健康行政审批制度改革、医产融合发展、公立医院高质量发展、社区卫生服务能力提升、中医药传承创新发展、公共卫生体系建设、优化重点人群健康服务、卫生人才队伍建设、卫生健康数字化转型等方面的重要改革举措；在第三篇“政研与规划”中，集中展示了《关于全面提升浦东新区社区卫生服务能力实施方案》《浦东新区关于加强产医融合促进生物医药产业高质量发展的实施意见》《浦东新区改善就医感受提升患者体验主题活动实施方案（2023—2025年）》等政策文件内容要点。

浦东新区卫生发展报告的编写和顺利出版，得到了市、区有关政府部门和学术界同行的鼎力支持。浦东新区区域内医疗卫生机构和上海市级医院贡献了极其有价值的数据资料。浦东新区卫生健康委员会、浦东卫生发展研究院卫生政策研究办公室（博士后科研工作站）的全体同仁在报告的撰写、组稿和修订中付出了巨大的努力，在此一并表示最由衷的感谢！

编　者

2024年5月

附　图

附图1　上海市浦东新区三级医院布局图

Diagram 1：Layout of Tertiary Hospitals in Pudong New Area

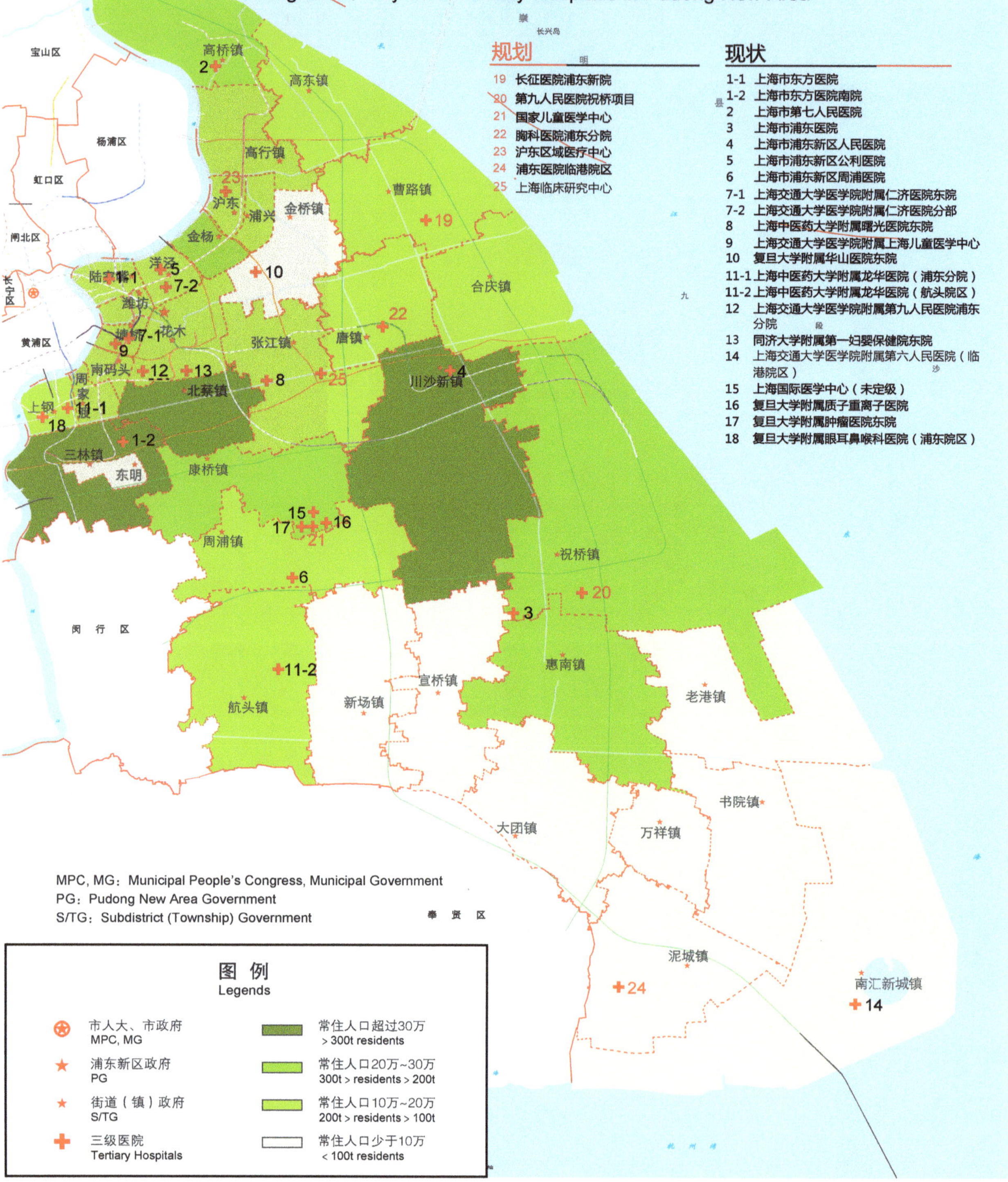

附图2 上海市浦东新区二级医疗机构布局图

Diagram 2：Layout of Secondary Hospitals in Pudong New Area

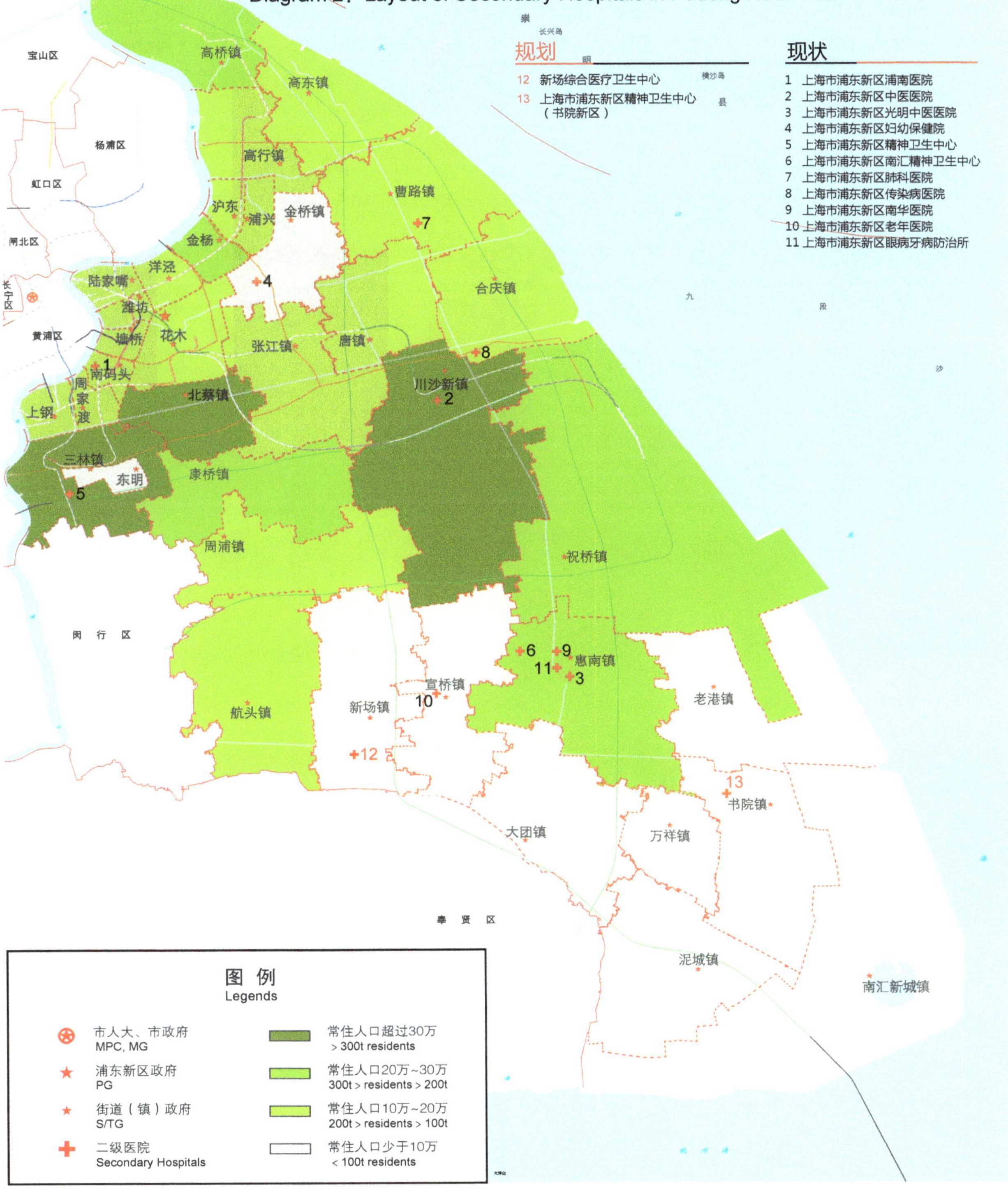

附图3 上海市浦东新区社区卫生服务机构布局图

Diagram 3: Layout of Community Health Centers in Pudong New Area

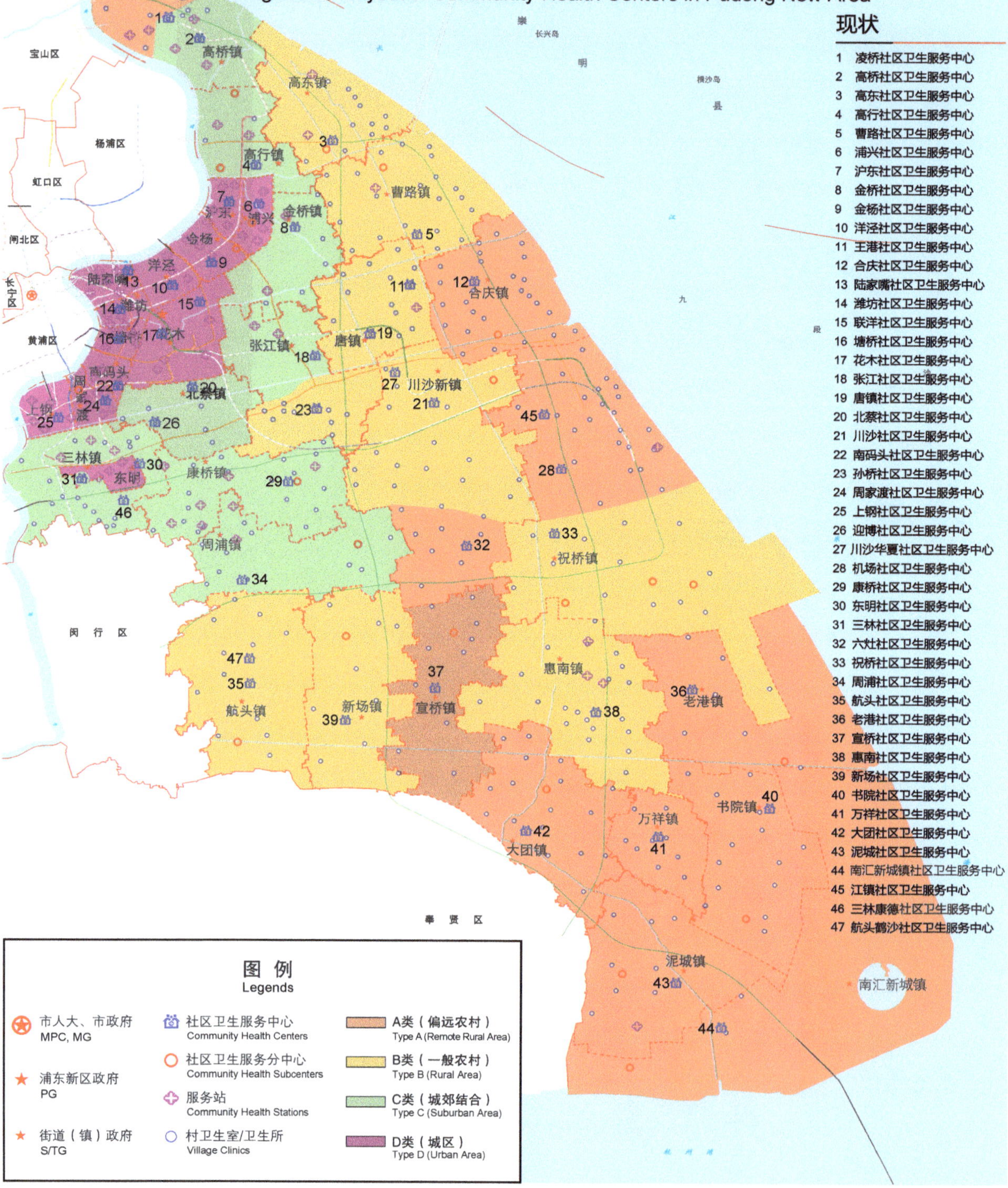

附图 4　上海市浦东新区卫生健康委员会疾病预防控制和卫生监督机构布局图

Diagram 4: Layout of Disease Control and Prevention and Health Inspection Institutions of Pudong New Area Health Commission

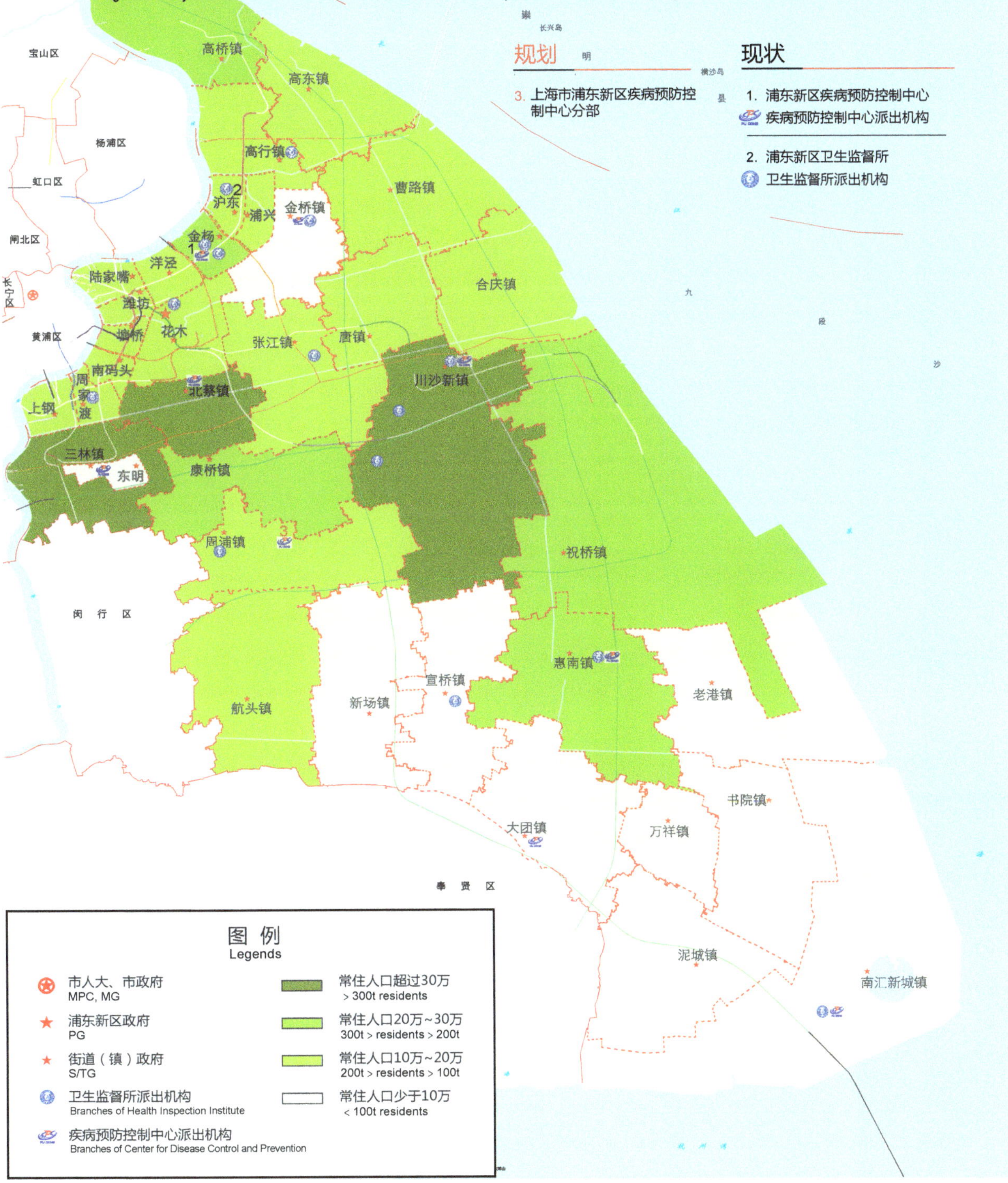

附图5　上海市浦东新区医疗急救中心急救分站布局图

Diagram 5：Layout of Medical First-aid Substations in Pudong New Area

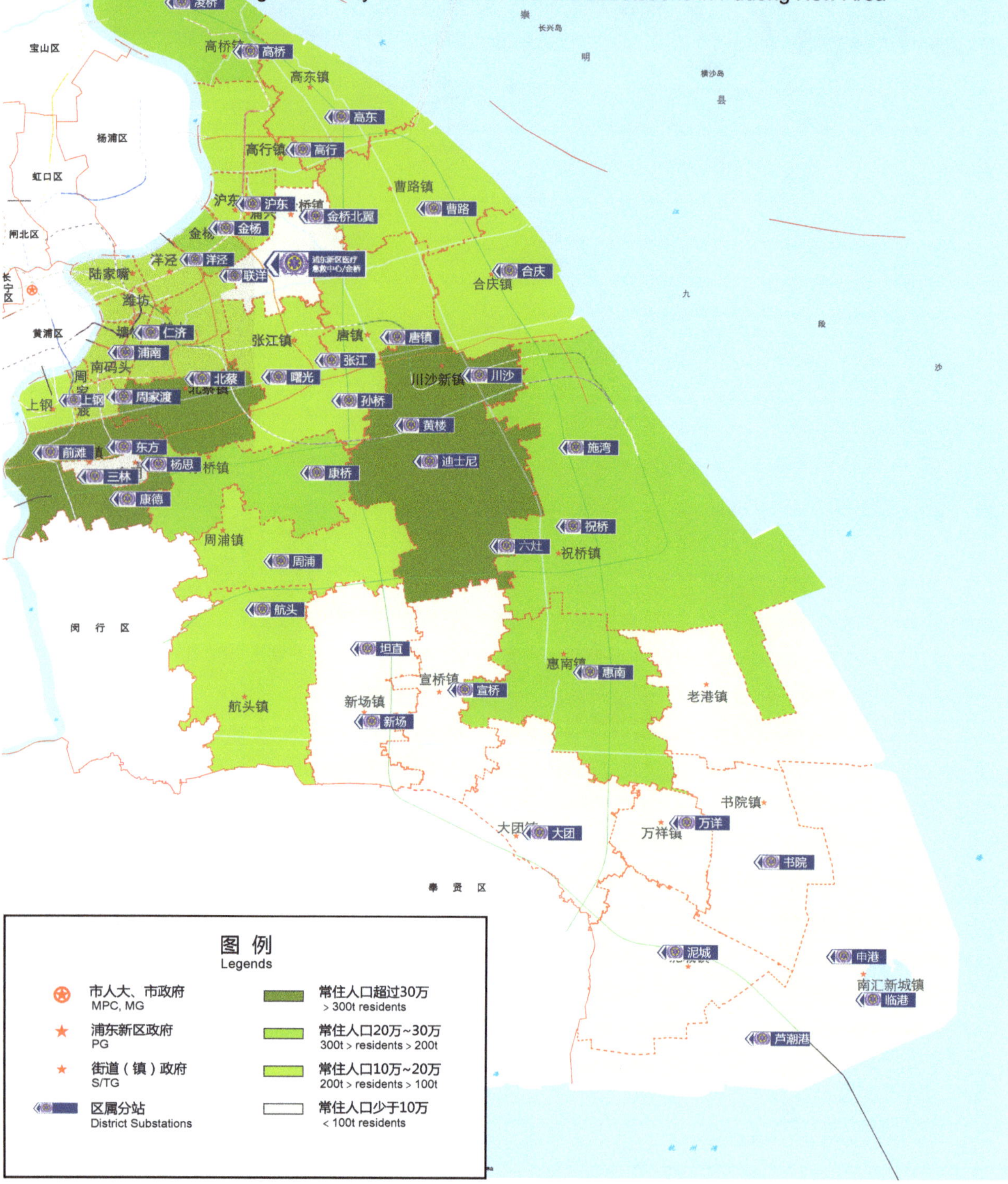

注：由于地图比例尺设置问题，小洋山分站未在图中显示。

附图6　上海市浦东新区区域医疗联合体规划布局图

Diagram 6：Planning Layout of Regional Medical Unions in Pudong New Area

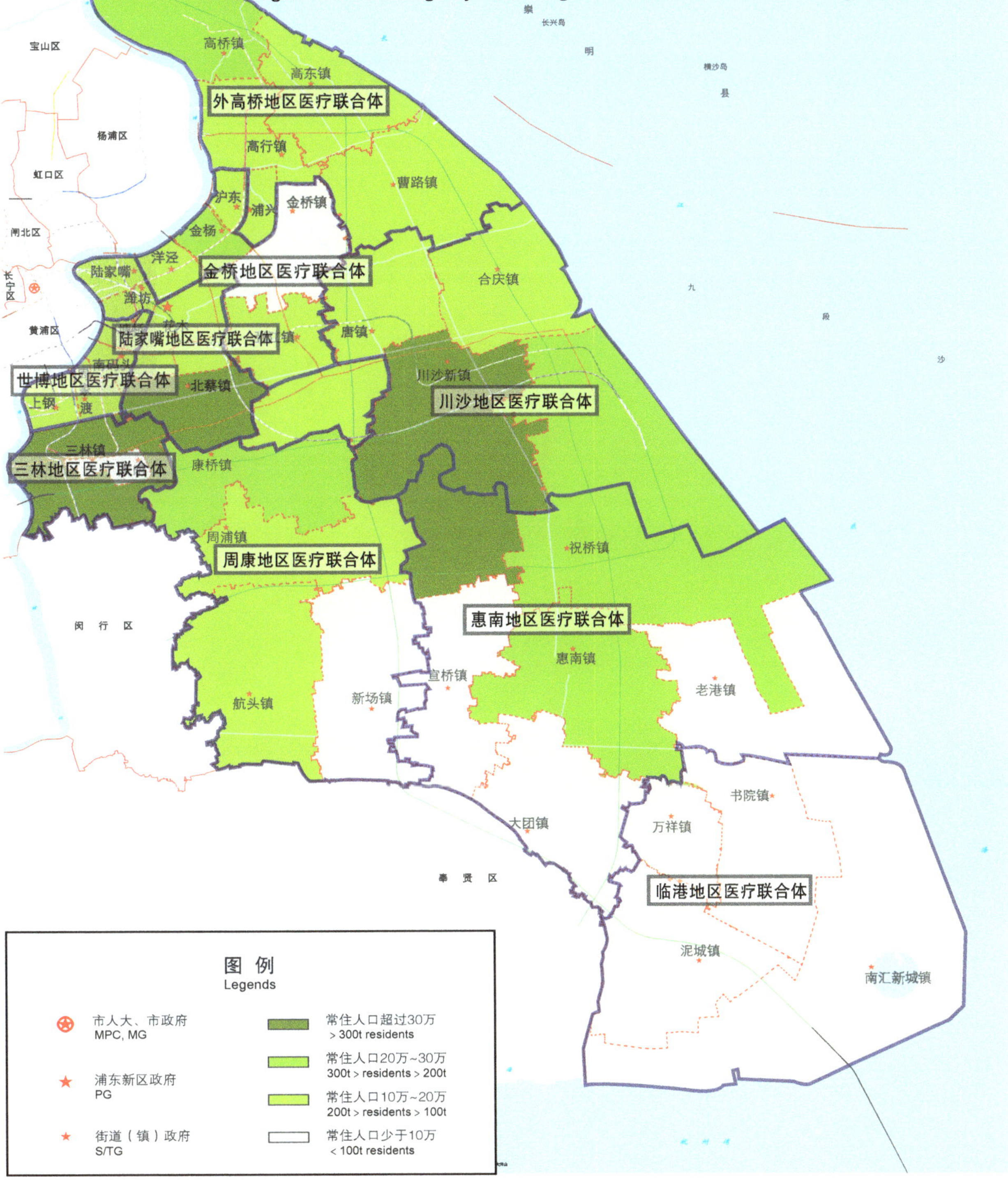

2023

Report of Pudong Health Development

Edited by
Shanghai Pudong New Area Health Commission
Shanghai Pudong Institute for Health Development

Shanghai Scientific & Technical Publishers

Foreword

The year 2023 was the opening year of the comprehensive implementation of the spirit of the 20th National Congress of the Communist Party of China, and also the key year for the implementation of the "14th Five-Year Plan". Pudong New Area Health Committee adhered to the guidance of Xi Jinping Thought on Socialism with Chinese Characteristics for a New Era, comprehensively implemented the spirit of the 20th CPC National Congress, closely integrated with the key tasks of building a leading area for socialist modernization, focused on the goal of high-quality development of health care, implemented the requirements of the pilot work of comprehensive health care reform, constantly met the growing health expectations of the people, and continuously promoted the construction of a healthy Pudong, for building a strong health foundation for Chinese modernization.

1. Adhere to build Pudong into a pioneer area for socialist modernization and make every effort to implement major strategic reform plans

Pudong New Area Health Commission actively implemented the "Opinions of the CPC Central Committee and State Council on Supporting the High-level Reform and Opening-up of the Pudong New Area to Create a Leading Area for Socialist Modernization Construction", and solidly promoted the key tasks of leading construction, and a number of health led construction tasks have been completed. Continuously promoting the expansion of high-quality medical resources layout, including the National Medical Center, district-level key projects, community health service centers to meet the standards of construction and other projects, to accelerate the construction of medical and health services cluster heights. By the establishment of medical research, medical school, medical enterprises, medical industry, "four medical linkage" mechanism promoted the integration of medical industry, to help the development of the biomedical industry. Vigorously enhancing the service capacity of traditional Chinese medicine to further promote the development of traditional Chinese medicine inheritance and innovation.

2. Adhere to high-quality development and continuously improve the level of regional medical service capacity

Pudong New Area Health Commission formulated the "implementation program on promoting the high-quality development of public hospitals in Pudong New Area", with the construction of high-level hospitals as the goal, the Oriental Hospital, the Seventh People's Hospital, Pudong Hospital was selected as the first batch of pilot units of the high-quality development of Shanghai's public hospitals, and actively create a Pudong model. District public hospitals are increasingly effective in the development of disciplines, the level of medical technology has been significantly improved, a number of advantageous disciplines core and key clinical diagnostic and treatment technology business volume to reach the forefront of similar hospitals at the same level in Shanghai. Shanghai similar hospitals at the same level in the forefront, and actively promote the "hospital a bed" to "medical association a bed", to effectively meet the needs of patients "medical beds".

3. Adhere to share the homogeneity of medical services and comprehensively enhance the capacity of community health services

Pudong New Area Health Commission to comprehensively enhance the capacity of community health services as the focus, the development of "1+9" supporting documents, and actively create a "good hospital" at home. Continuously improve the level of basic medical services in the community, on the basis of general medicine, actively develop specialized medical services, to create "a hospital a product" special services. Promoting the community as the main base for the development of traditional Chinese medicine. Accelerating the standardized construction of community health facilities, and forming a plan for each street and town. Community health service centers are uniformly equipped with CT, mobile DR, lung function tester, cardiac ultrasound and other "four-piece" examination equipment, and regional diagnostic centers provide communities with homogeneous diagnostic services from higher-level hospitals. It also promotes the precise sinking of high-quality medical resources, and continuously strengthens community specialty services through the opening of community expert studios and the construction of joint wards. It actively promotes the creation of university-affiliated institutions in community health service centers, and strengthens the construction of university-affiliated communities in the community.

4. Adhere to digital intelligence innovation and accelerate the digital transformation of health

Pudong New Area Health Commission facilitated access to health care digital transformation as an opportunity, digital intelligence empowered to enhance the public's experience of medical care, the 64 medical institutions of Pudong New Area completed the accurate booking department coverage rate of 100%. To realize the interconnection and mutual recognition of test and examination information, the mutual recognition rate of Pudong New Area ranks was steady in the forefront of Shanghai. Intelligent first aid promoted "getting on the bus and being admitted to the hospital", realizing the effective connection between pre-hospital and hospital. Village health clinics had achieved full coverage of "Internet consultation and referral by appointment". Integrating and expanding the digital transformation results of "convenient medical service" and promoting the construction of Digital Transformation 3.0. Accelerating the construction of smart community hospitals in Xinchang and Datuan, as well as the construction of digital and intellectualized application systems such as the public hospital management auxiliary decision-making platform, the integrated community health management platform, and the multi-point triggering platform for comprehensive monitoring and early-warning response of infectious diseases.

5. Adhere to all-round protection and promote the modernization of health industry governance

Pudong New Area Health Commission strengthened the overall leadership of the party, the implementation of the main responsibility of the overall strict governance of the party. Adopting a combination of selection, education, management and utilization, continuing to forge a high-quality health talent team, the development of health version of the "1+1+N" series of supporting documents to promote the construction of talent echelon. With the protection of public health and safety as the first priority, the construction of the public health system has been strengthened, the training and drills of the public health reserve team have been continuously carried out, the emergency response capability has been improved, and the infectious disease monitoring and early warning network, the infectious disease pathogen detection network, and the clinical treatment network of infectious diseases have been built to cover the Pudong New Area. Strengthen the comprehensive supervision of the medical and health industry. Deepening the reform of "release management and service", consolidating the achievements of the reform of "separation of licenses and permits", adhere to the concept of "one network" service, realizing the deep integration of online and offline, and enhancing the satisfaction of enterprises and citizens.

This *2023 Report of Pudong Health Development* objectively and systematically depicts the key tasks, innovative measures, policy planning, and research explorations in the development of the health industry in Pudong New Area in 2023. It is shared with readers from all walks of life to provide experiences and references.

2024 is the year to fully implement the "14th Five-Year Plan", Pudong New Area Health Commission will continue to adhere to Xi Jinping Thought on Socialism with Chinese Characteristics in the New Era as the guidance, closely focus on the major strategic objectives of Pudong New Area as the leading area of socialist modernization, adhere to the high-quality development of healthcare undertakings "A blueprint drawing to the end", and make efforts to create a new situation of high-quality health development.

The Editor

May, 2024

Contents

Figures and Tables

1 GENERAL OVERVIEW OF PUDONG NEW AREA

1.1 Economic development and population health indicators

1.1.1 Regional GDP

In 2023, Pudong's GDP reached around 1 671.51 billion yuan, accounting for 35.4% of the city's total, an increase of 4.4% over the same period of the previous year. The GDP of Shanghai was 4 721.87 billion yuan, an increase of 5.7% over the same period of the previous year. Since 2017, the annual increase of Pudong's GDP has averaged 9.9%. Regional GDPs in Pudong and in Shanghai from 2017 to 2023 are shown in Figure 1−1.

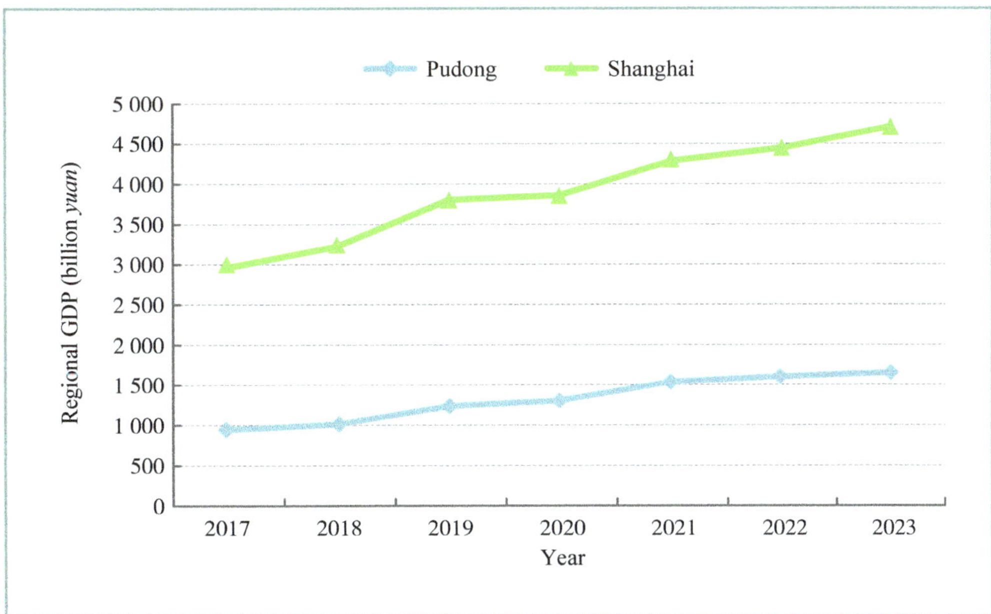

Figure 1−1 Regional GDPs in Pudong and in Shanghai (2017~2023)

1.1.2 Fiscal Revenue and Expenditure

In 2023, Pudong had general public budgeted revenue of 130.08 billion *yuan*, increased by 9.1% compared to 2022, while Shanghai's total revenue general public budget revenue was 831.25 billion *yuan*, 9.3% more than the previous year; Pudong's general public budgeted expenditure was 158.36 billion *yuan*, 7.2% lower than the previous year, accounting for 16.4% of Shanghai's total budgeted expenditure. Statistics of fiscal revenue and expenditure in Pudong from 2017 to 2023 are shown in Figure 1−2.

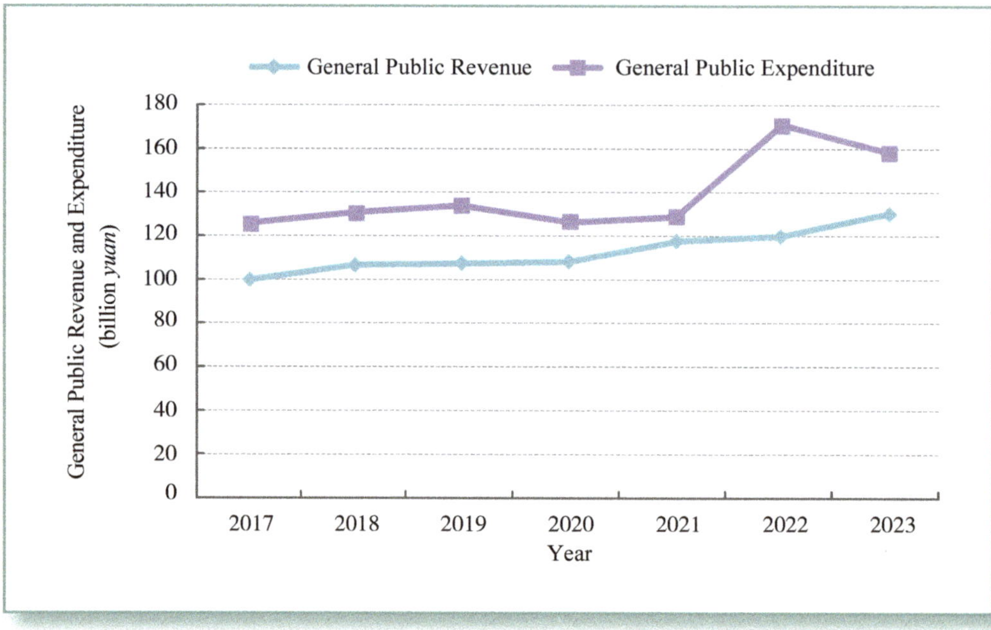

Figure 1−2 Fiscal Revenue and Expenditure in Pudong (2017~2023)

1.1.3 Population Size

At the end of 2023, Pudong had a resident population of 5.81 million, accounting for 23.4 percent of Shanghai, a year-on-year increase of 0.5%; 3.34 million people were registered residents, accounting for 22.5% of Shanghai's household population, a year-on-year decline of 2.3%. During the years from 2017 to 2023, the annual growth of the resident population in Pudong averaged 0.8%. Pudong's population size from 2017 to 2023 is shown in Figure 1−3.

1.1.4 Maternal Mortality

In 2023, the maternal mortality rate in Pudong was 3.77 deaths per 100 000 live births among resident population and 0 death among registered population. The maternal mortality in Shanghai was 2.89 deaths per 100 000 live births. Comparisons between the maternal mortality ratios in Pudong New Area and in Shanghai from 2017 to 2023 are demonstrated in Figure 1−4.

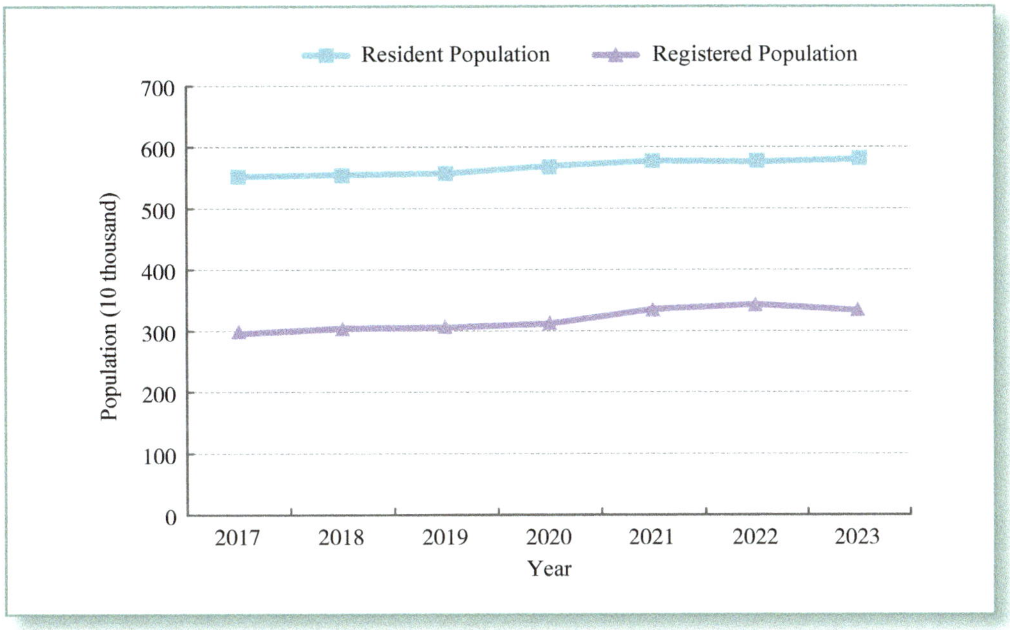

Figure 1-3 Population Size of Pudong New Area (2017~2023)

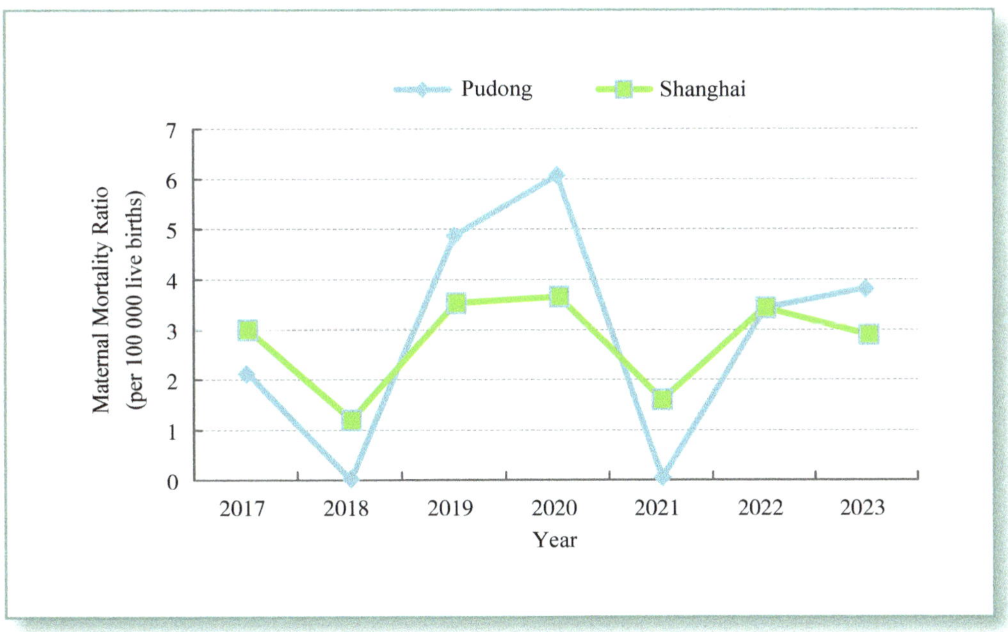

Note: The annual figures are calculated based on resident population.

Figure 1-4 Maternal Mortality Ratios in Pudong New Area and in Shanghai (2017~2023)

1.1.5 Neonatal/infant/under-5 Mortality

In 2023, the neonatal mortality rate in Pudong was 0.91 per 1 000 live births, the infant mortality was 1.05 per 1 000 live births among registered population, the infant mortality was 1.21 per 1 000 live births among registered residents, the under-five mortality rate was 2.62 per 1 000 live births. The infant mortality in Shanghai was 2.14 per 1 000 live.

1.2 High-level reform and opening-up to boost the high-quality development of the leading district

The Opinions of the CPC Central Committee and State Council on Supporting the High-level Reform and Opening-up of Pudong New Area to Create a Leading Area for Socialist Modernization Construction has given Pudong New Area the important task of being a pioneer of higher-level reform and opening-up. 2023 Pudong had taken advantage of the superposition effect of the three major national strategies of the Leading Area, Free Trade Zone and Comprehensive Reform to deeply push forward the pioneering reforms, opening-ups and innovations, and had been innovating in the fertile land of Pudong New Area with great fruits and success. The fertile land of Pudong New Area was full of fruits, Fuhong HANLIN's self-developed innovative biopharmaceutical srulizumab injection had been approved by the State Drug Administration for new indications; several innovative drugs (new indications) in Pudong, such as deuterium remediovir hydrobromide tablets, adebenosumab injection, and gulmetinib tablets, had been approved by the State Drug Administration; a number of innovative drugs from Pudong's many local and multinational pharmaceutical companies had been incorporated into the new version of the National Health Insurance Drug Catalog and so on. The Pudong New Area Medical Industry Integration for Promoting High-Quality Development of Biomedical Industry is realizing the whole chain to accelerate towards a world-class science and innovation highland. Pudong New Area is breaking a new blueprint for promoting deeper reform and higher level opening.

2 ALLOCATION OF HEALTH RESOURCES IN PUDONG NEW AREA

2.1 Health Institutions and Hospital Beds

2.1.1 District Public Health Institutions

Among the 225 district public health institutions in Pudong New Area, there are 16 hospitals (including 6 general hospitals, 2 TCM hospitals, 1 hospital of integrated traditional Chinese and Western medicine, 6 specialty hospitals and 1 maternal and child health hospital), 47 community health centers, 23 community health service sub-centers, 126 community health stations, 6 professional public health agencies, and 6 health institutions of other type.

District health institutions include 6 tertiary hospitals (5 general hospitals, and 1 hospital of integrated traditional Chinese and Western medicine), 10 secondary hospitals (1 general hospitals, 2 TCM hospitals, 6 specialty hospitals, and 1 maternal and child health hospital), 1 maternal and child health center, and 1 ophthalmopathy and odontopathy dispensary.

2.1.2 Municipal Tertiary Health Institutions

In Pudong New Area, there are 10 municipal tertiary hospitals, including 4 general hospitals, viz. the Eastern Division of Renji Hospital affiliated to Shanghai Jiaotong University School of Medicine, Huashan Hospital (Pudong) of Fudan University, Shanghai Ninth People's Hospital (Pudong Branch), and Shanghai Sixth People's Hospital (Pudong Branch); 2 TCM hospitals, viz. Shuguang Hospital affiliated to Shanghai University of TCM (Eastern Branch), and Longhua Hospital affiliated to Shanghai University of TCM (Pudong Branch); 3 specialty hospital, Eye&Ent Hospital of Fudan University,viz. Cancer Hospital (Pudong Branch), and Shanghai Children's Medical Center; and 1 maternal and child care hospital, viz. Shanghai First Maternity and Infant Hospital (Pudong Branch).

2.1.3 Health Institutions in Industrial and Other Sectors

In Pudong New Area, there are altogether 1 342 health institutions in industrial and other sectors, including 66 hospitals (61 of them are socially-invested), 349 outpatient clinic departments, 290 clinics (including 216 internal departments and 62 nursing stations), 327 village clinics and 32 of other types.

There are 1 010 socially-invested medical institutions in Pudong New Area. Among them are 61 hospitals, 349 outpatient clinic departments, 568 clinics (including internal departments and nursing stations), and 32 of other types. General statistics on health institutions in Pudong are listed in Table 2-1.

Table 2-1 Statistics on Health Institutions in Pudong New Area (2023)

Category of organizations	Institutions	Beds	Personnel
District Health Institutions	**225**	**12 848**	**24 769**
1 Hospitals in total	16	9 556	15 262
General hospitals	6	6 232	11 415
Tertiary hospitals	5	5 582	10 316
TCM hospitals	2	554	1 092
Hospitals of integrated TCM & Western medicine	1	750	1 463
Tertiary hospitals	1	750	1 463
Specialty hospitals	6	1 820	990
Maternal and child health hospitals	1	200	302
2 Community health centers (stations)	197	3 292	7 705
3 Professional public health agencies	6	–	1 542
4 Health institutions of other types	6	–	260
Municipal Tertiary Health Institutions	**10**	**6 477**	**12 972**
General hospitals	4	2 843	5 665
TCM hospitals	2	1 241	2 670
Specialty hospitals	3	1 742	3 341
Maternal and child care hospitals	1	651	1 116
Industrial and Other Sectors	**1 342**	**10 833**	**17 905**
1 Hospitals in total	66	10 833	9 403
State-owned hospitals	5	2 550	1 742
General hospitals	3	796	1 039
Specialty hospitals	1	397	139
Nursing homes	1	1 357	564
Socially-invested hospitals	61	8 283	7 661
2 Clinics	349	–	4 688
3 Clinics (outpatient and internal departments)	568	–	3 066
4 Village clinics	327	–	781
5 Health institutions of other types	32	–	748
Total	**1 577**	**30 158**	**55 466**

2.1.4 Hospital Beds

In 2023, medical institutions in Pudong New Area had 30.2 thousand actual open beds, with a bed occupancy rate of 87.00%. District health institutions had 12.8 thousand beds (6 232 in general hospitals, 554 in TCM hospitals, 750 in hospitals of integrated TCM and Western medicine, 1 820 in specialty hospitals, 200 in maternal and child health hospitals, and 3 292 in community health centers). There are 6 477 beds in municipal tertiary hospitals (2 843 in general hospitals, 1 241 in TCM hospitals, 1 742 specialty hospitals, and 651 in maternity and child care hospitals). Medical institutions in industrial and other sectors have 10 833 beds (including 8 283 in socially-invested hospitals). Among the district health institutions, there are 6 332 beds in tertiary hospitals, 3 224 in secondary hospitals, and 3 292 beds in community health centers. See Table 2−1 for statistics of the actual available beds in medical and health institutions at all levels in Pudong New Area.

2.2 Health Personnel

2.2.1 Quantity of Health Personnel

At the end of 2023, the total number of health personnel in Pudong was 55 466, including a health technical staff of 45 655 employees, 2 509 engaged in management only, 2 103 other technicians and 5 199 workers, making up 82.31%, 4.52%, 3.79% and 9.37% of all the health technical staff. The health technical staff consisted of 17 578 licensed medical practitioners and assistant practitioners, 19 915 registered nurses, 2 296 pharmacists, 3 619 technicians and 2 247 health technicians of other types, making up 38.50%, 43.62%, 5.03%, 7.93% and 4.92% of all the health technical staff. Information on health personnel in Pudong is presented in detail in Table 2−2.

2.2.2 Quality of Health Personnel

In 2023, there were 20 921 actual health technicians in public medical and health institutions in Pudong, of whom 15 541 were on staff and 5 380 were non-staff. In terms of the composition of titles, there were 655 people with senior titles (86.6% on staff), accounting for 3.1% of the total number of health technicians; 2 015 people with associate titles (96.1% on staff), accounting for 9.7%;10 088 people

Table 2-2 Health Personnel in Pudong New Area (2023)

Institutions	Employees	Health technical staff								Technical staff other than Health	Administrative staff	Logistic staff
		Total	Licensed medical practitioners	Licensd medical assistant practitioners	Registered nurses	Pharmacists	Medical laboratory technicians	Medical imaging technicians	Other health technicians			
Total	**55 466**	**45 655**	**16 918**	**660**	**19 915**	**2 296**	**3 619**	**2 247**	**595**	**2 103**	**4 688**	**5 199**
In health sector	**37 561**	**32 498**	**12 138**	**368**	**14 119**	**1 796**	**2 371**	**1 706**	**480**	**1 686**	**2 892**	**1 867**
Hospitals	28 054	24 524	8 796	5	11 779	1 101	1 773	1 070	238	1 263	2 207	992
Community health centers	7 705	6 891	2 902	331	2 221	686	416	335	121	305	440	373
Maternal and child health centers	80	72	51	0	10	4	7	0	0	5	21	0
Ophthalmopathy and odontopathy dispensaries	104	91	46	1	31	1	1	11	0	8	11	3
Centers for disease control and prevention	400	362	214	0	2	0	95	51	45	23	62	4
Health supervision institutes	145	145	0	0	0	0	0	145	0	0	18	0
Emergency centers	735	236	105	31	24	0	0	76	76	4	23	486
Blood centers	78	56	3	0	43	0	10	0	0	1	20	6
Others	260	121	21	0	9	4	69	18	0	77	90	3
In industrial and other sectors	**17 905**	**13 157**	**4 780**	**292**	**5 796**	**500**	**1 248**	**541**	**115**	**417**	**1 796**	**3 332**
Hospitals	9 403	6 998	2 121	115	3 344	334	719	365	103	284	1 066	1 357
Outpatient clinic departments	4 688	4 085	1 741	109	1 826	129	193	87	11	88	551	362
Clinics (including internal departments and nursing stations)	3 066	1 580	860	66	599	35	16	4	0	5	112	1 437
Others	748	494	58	2	27	2	320	85	1	40	67	176

with intermediate titles (93.7% on staff), accounting for 48.2%; and 8 163 people with junior titles and below (43.9% on staff), accounting for 43.9%. In terms of academic qualifications, there are 725 people with doctoral degrees and 2 893 people with master's degrees. In terms of positions, there were 6 557 clinical physician, accounting for 31.3%; 1 210 traditional Chinese Medicine Physician, accounting for 5.8%; 325 dentists, accounting for 1.6%; 847 public health doctors, accounting for 4.0%; 1 258 pharmacists, accounting for 6.0%; 8 680 nursing doctors, accounting for 41.5%; medical technology 1 890 people, accounting for 9.0%; medical research and health career research 154 people, accounting for 0.8%. Information on health personnel in Pudong is presented in detail in Table 2–2. Figure 2–1 presents the information on the health technical staff in district public medical institutions from 2017 to 2023 regarding their professional titles, and Figure 2–2 regarding their educational background, Figure 2–3 regarding the posts.

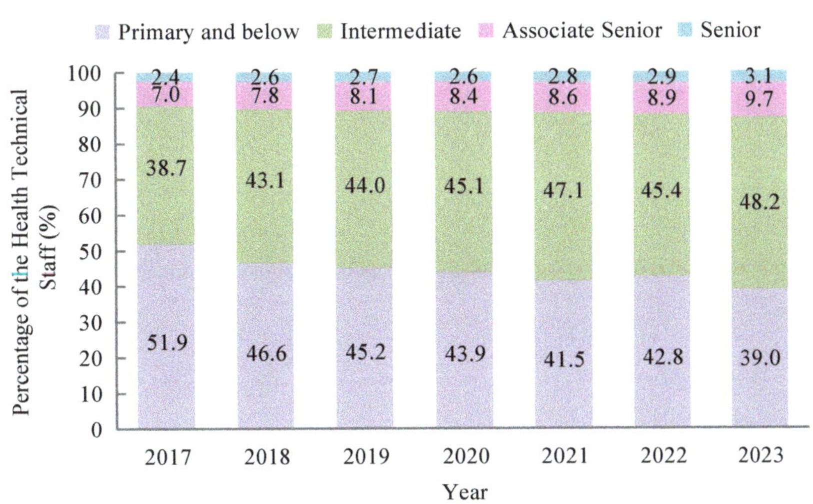

Figure 2–1 Professional Titles of Health Technical Staff in District Public Medical Institutions in Pudong (2017~2023)

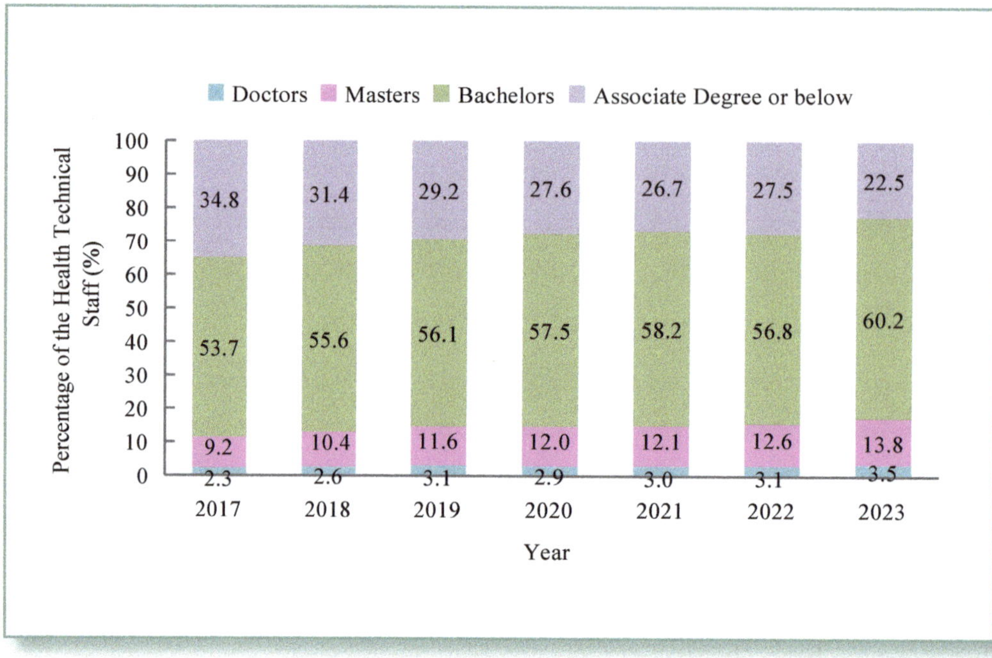

Figure 2-2 Educational Background of Health Technical Staff in District Public Medical Institutions in Pudong (2017~2023)

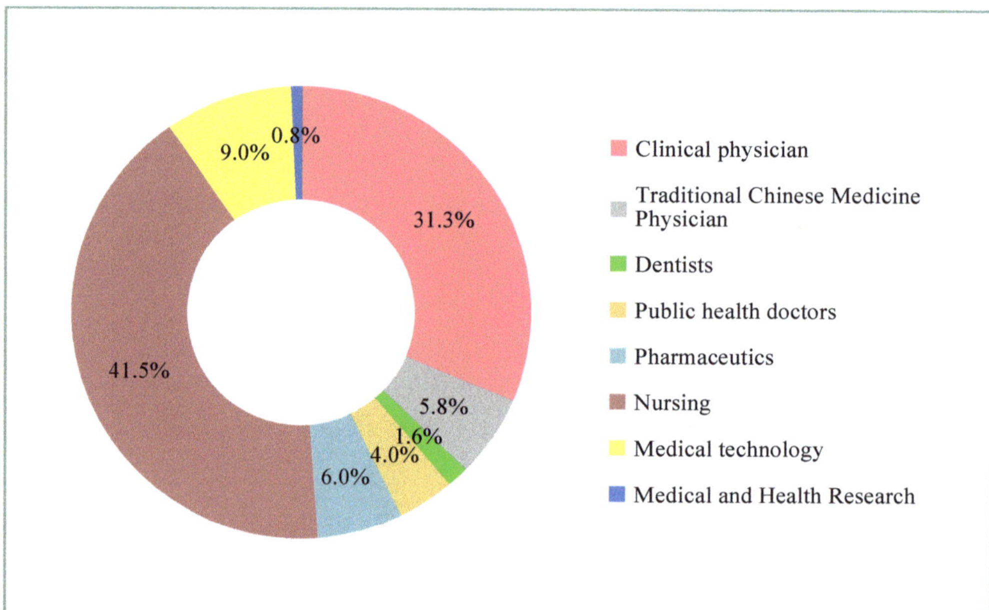

Figure 2-3 Posts of Health Technical Staff in District Public Medical Institutions (2023)

2.3 Health Input

In 2023, Pudong New Area will spend a total of 7.74 billion *yuan* on health (excluding infrastructure), accounting for 4.89% of general public budget expenditure, 0.46% of GDP. An decline of 4.06 billion *yuan* in health funding compared to 2022, a year-on-year decline of 34.43%; based on the resident population, the per capita health funding in Pudong is 1 322.28 *yuan*; based on the registered population, the per capita health expenditure was 2 320.60 *yuan*, an decline of 32.86% .Detailed information on Pudong health expenditure is presented in Table 2−3.

Table 2−3 Ratio of Health Expenditure to GDP, General Public Expenditure and Output in Pudong New Area (2017~2023)

Year	Health expenditure (hundred million)*	Health expenditure as a percentage of GDP (%)	Health expenditure as a percentage of general public expenditure (%)	Per capita health expenditure (*yuan*)	
				Based on resident population	Based on registered population
2017	33.14	0.349	2.63	599.45	1 107.40
2018	33.05	0.316	2.53	595.47	1 090.98
2019	35.48	0.279	2.65	637.33	1 153.00
2020	40.40	0.104	3.21	711.08	1 292.35
2021	45.48	0.296	3.53	788.53	1 413.74
2022	118.08	0.737	6.92	2 042.20	3 456.57
2023	77.42	0.463	4.89	1 322.28	2 320.60

Note: Capital construction expenditure is not included.

2.4 Capital Construction

In 2023, Pudong New Area promoted the expansion and improvement of high-quality medical resources, and continuously improved the construction of the public health system. Firstly, vigorously promoting the construction of national medical centers and provincial and municipal medical highlands, with a focus on promoting the construction of the National Children's Medical Center, National Stomatological Center, National Traditional Chinese Medicine Center, and National Cancer Medical

Center. Cooperating with the completion and opening of Longhua Hospital affiliated to Shanghai University of TCM (Pudong Branch), promoting the construction of Shanghai Chest Hospital (Pudong Branch), accelerating the construction progress of the National Children's Medical Center, the National Center of Stomatology, the Shanghai Clinical Research Center, the Pudong New Hospital Project of Changzheng Hospital, the renovation and expansion of Shanghai First Maternity and Infant Health Hospital (East Branch) and the Phase Ⅱ project of the Lingang Campus of the Sixth Hospital. Secondly, accelerating the construction of district level projects, promoting the renovation and expansion of Punan Hospital, the standard repair of infectious disease hospitals in Pudong New Area, promoting the standard construction of Xinchang Comprehensive Medical and Health Center and Pudong New Area Pulmonary Hospital, the establishment of reserve projects such as Pudong New Area Maternal and Child Health Hospital South Branch, Datuan Community Health Service Center, and Puxing Community Health Service Center, and fully completed the audit and liquidation work of historical inventory audit projects. Thirdly, strengthening the allocation of health resources in the new Lingang area, promoting the completion of the Shengang and Wanxiang community health service centers, promoting the construction of the Lingang campus of Pudong Hospital, facilitating the completion of the feasibility study for the Shuyuan community health service center, and advancing the approval of the Lingang public health center project.

2.5 Benchmarks for Health Resource Allocation

In 2023, calculated on the basis of resident population, there were 7.86 health technical personnel per thousand people in Pudong New Area, 3.02 licensed medical (assistant) practitioners per thousand, 3.34 registered nurses per thousand, 5.19 hospital beds per thousand.

In 2023, there were 1 554 professional public health institution personnel in medical institutions in Pudong, 2 552 general practitioners. Based on the resident population, there were 0.27 professional public health institution personnel per thousand, 4.39 general practitioners per 10 000 population. Based on the registered population, in 2023 Pudong New will have 13.68 health technicians per 1 000 population, 5.27 occupational (assistant) physicians per 1 000 population, 5.97

registered nurses per 1 000 population and 9.05 beds in medical institutions per 1 000 population. (see Table 2−4).

Table 2−4 Comparison of Health Resource Allocation Indicators in Pudong New Area (Based on resident population)

Health Resource Allocation Indicators	Pudong New Area (2023)	Shanghai (2023)	National average (2022)	Objectives of the 14th Five-Year Plan
Number of beds in medical institutions per 1 000 population	5.19	7.18	6.77	≈ 6.3 (by district standard) ≈ 7.5 (by city standard)
Number of health technicians per 1 000 population	7.86	10.31	7.95	/
Number of (assistant) medical practitioners per 1 000 population	3.02	3.61	3.02	⩾ 3.4 (by district standard) ⩾ 3.6 (by city standard)
Number of registered nurses per 1 000 population	3.43	4.68	3.55	⩾ 4.3 (by district standard) ⩾ 4.7 (by city standard)
Number of professional public health workers per 1 000 population	0.27	–	–	/
Number of general practitioners per 10 000 population	4.39	–	–	≈ 4.5 (by district standard) ≈ 4.5 (by city standard)

Note: Statistics are calculated based on registered population.

Based on the registered population, in 2023 Pudong New will have 13.68 health technicians per 1 000 population, 5.27 occupational (assistant) physicians per 1 000 population, 5.97 registered nurses per 1 000 population and 9.05 beds in medical institutions per 1 000 population. The benchmarks for health resource allocation indicators are shown in Figure 2−4 to 2−7.

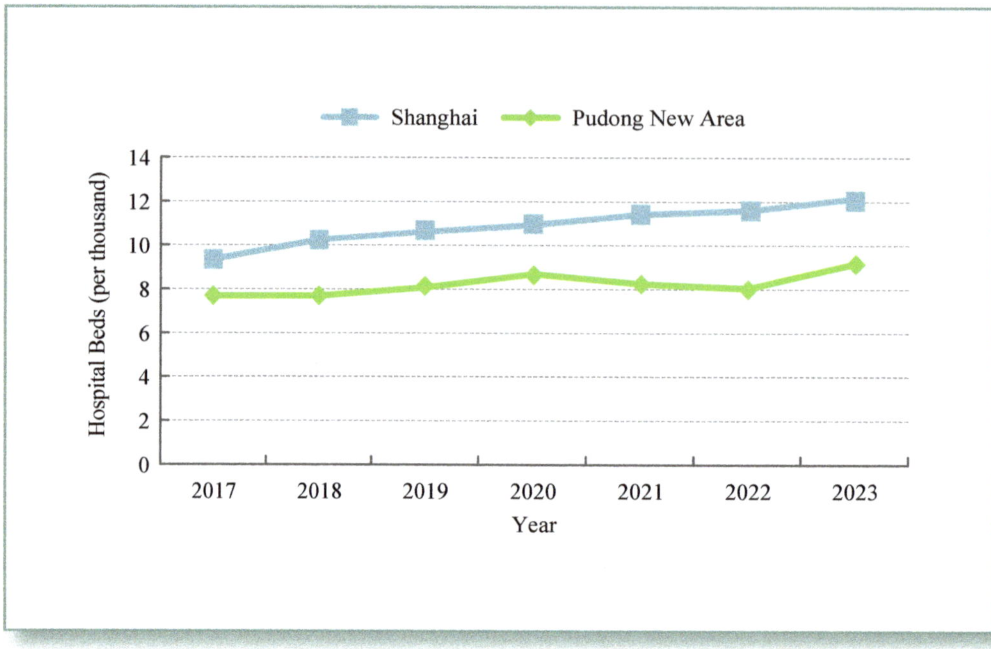

Note: Statistics are calculated based on registered population.

Figure 2-4 Hospital Beds per Thousand in Pudong and in Shanghai (2017~2023)

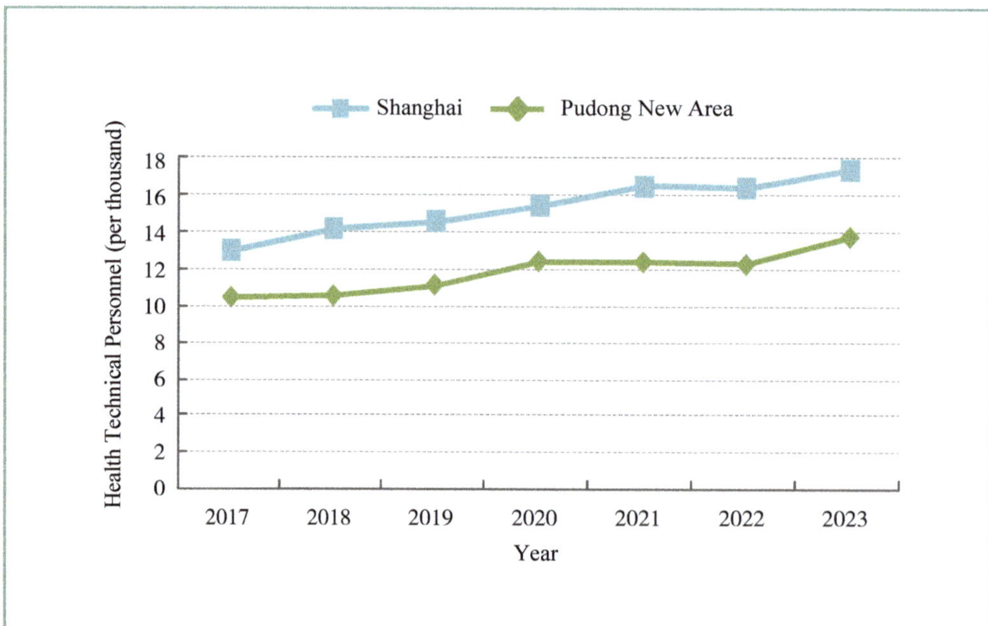

Note: Statistics are calculated based on registered population.

Figure 2-5 Health Technical Personnel per Thousand in Pudong and in Shanghai (2017~2023)

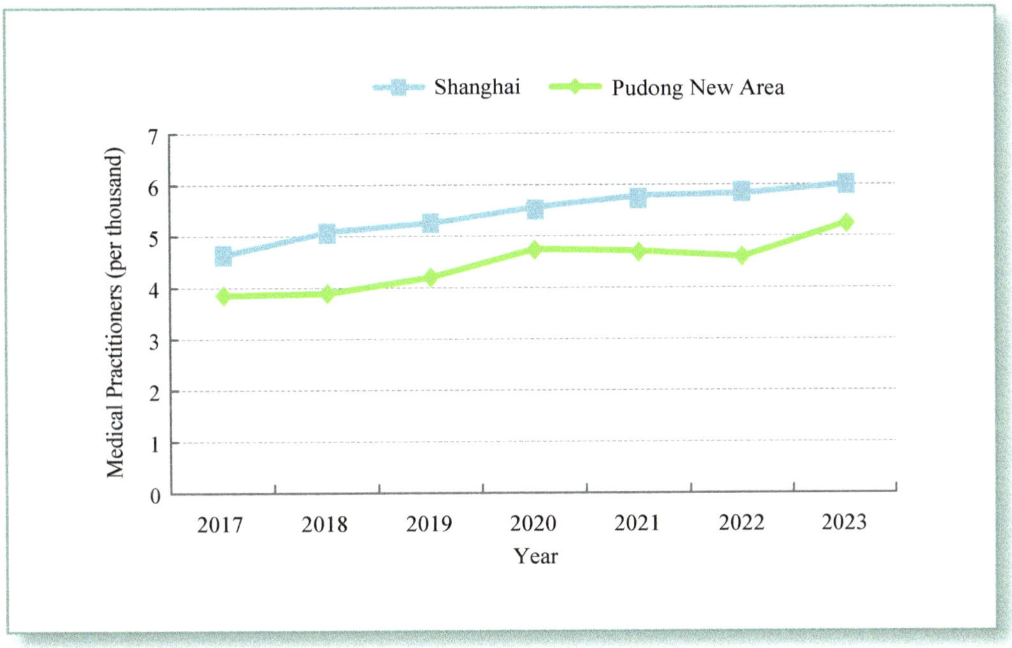

Note: Statistics are calculated based on registered population.

Figure 2-6 Medical Practitioners per Thousand in Pudong and in Shanghai (2017~2023)

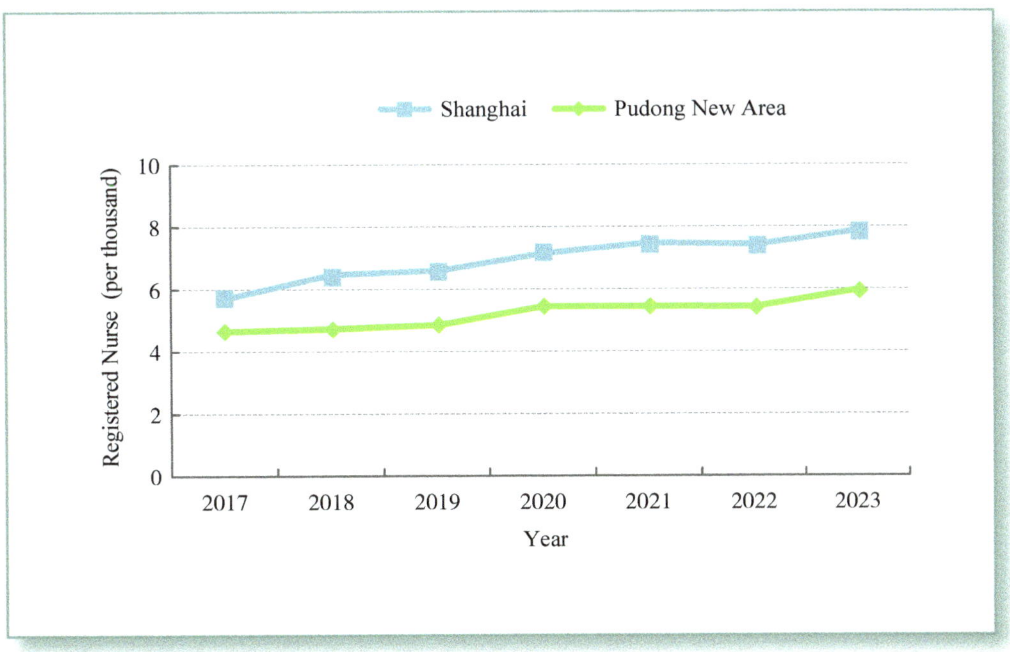

Note: Statistics are calculated based on registered population.

Figure 2-7 Registered Nurses per Thousand in Pudong and in Shanghai (2017~2023)

www.ingramcontent.com/pod-product-compliance
Lightning Source LLC
LaVergne TN
LVHW070620061026
849580LV00019B/2945